GUIDE MÉDICAL

DES

MÈRES DE FAMILLE

OU

APERÇU THÉORIQUE ET PRATIQUE

DES CAUSES, DES SYMPTÔMES, DE LA MARCHE
ET DE LA GRAVITÉ DES MALADIES LES PLUS FRÉQUENTES DES ENFANTS
AVEC L'INDICATION DES PREMIERS REMÈDES A LEUR OPPOSER
AVANT L'ARRIVÉE DU MÉDECIN; PRÉCÉDÉ DE QUELQUES PRÉCEPTES SUR L'HYGIÈNE
DU JEUNE AGE ET SUIVI D'UN PETIT RECUEIL DE FORMULES
POUR LES PRÉPARATIONS MÉDICAMENTEUSES ORDINAIREMENT CONFIÉES
AUX SOINS DES PERSONNES ÉTRANGÈRES A L'ART DE GUÉRIR

PAR

LE DOCTEUR ADET DE ROSEVILLE

Ancien médecin adjoint de l'Infirmerie de Saint-Lazare (Femmes)
Ancien médecin du Bureau de bienfaisance
et membre de la Société médicale du 9ᵉ arrondissement de Paris
ancien professeur d'accouchements, des maladies des femmes et des enfants
honoré, par la ville de Paris, de deux médailles
pour ses services publics.

PARIS

P. ASSELIN, GENDRE ET SUCCESSEUR DE LABÉ

LIBRAIRE DE LA FACULTÉ DE MÉDECINE DE PARIS

Place de l'École de Médecine

1862

GUIDE MÉDICAL

DES

MÈRES DE FAMILLE

GUIDE MÉDICAL

DES

MÈRES DE FAMILLE

OU

APERÇU THÉORIQUE ET PRATIQUE

DES CAUSES, DES SYMPTÔMES, DE LA MARCHE
ET DE LA GRAVITÉ DES MALADIES LES PLUS FRÉQUENTES DES ENFANTS
AVEC L'INDICATION DES PREMIERS REMÈDES A LEUR OPPOSER
AVANT L'ARRIVÉE DU MÉDECIN; PRÉCÉDÉ DE QUELQUES PRÉCEPTES SUR L'HYGIÈNE
DU JEUNE AGE ET SUIVI D'UN PETIT RECUEIL DE FORMULES
POUR LES PRÉPARATIONS MÉDICAMENTEUSES ORDINAIREMENT CONFIÉES
AUX SOINS DES PERSONNES ÉTRANGÈRES A L'ART DE GUÉRIR

PAR

LE DOCTEUR ADET DE ROSEVILLE

Ancien médecin adjoint de l'Infirmerie de Saint-Lazare (Femmes)
Ancien médecin du Bureau de bienfaisance
et membre de la Société médicale du 9e arrondissement de Paris
ancien professeur d'accouchements, des maladies des femmes et des enfants
honoré par la ville de Paris de deux médailles
pour ses services publics.

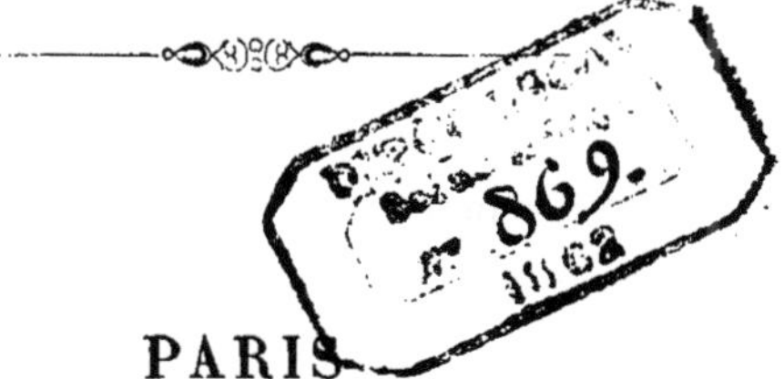

PARIS

P. ASSELIN, GENDRE ET SUCCESSEUR DE LABÉ

LIBRAIRE DE LA FACULTÉ DE MÉDECINE DE PARIS
Place de l'École de Médecine

1862

INTRODUCTION

Si l'on se pénètre profondément de cette **vérité** que l'enfant, en venant au monde, ne présente encore qu'une bien faible ébauche de cette admirable organisation qui élève l'homme au premier degré de l'échelle des êtres répandus sur le globe, on comprendra facilement comment, pendant un certain laps de temps, il trouve dans tout ce qui l'entoure tant de causes si puissantes de maladies : parmi ces dernières, les unes sont graves dès leur début, les autres sont légères en apparence, mais aussi sont d'autant plus redoutables, que la bénignité de leurs premiers symptômes, en laissant dans une sécurité parfaite les personnes étrangères à l'art de guérir, leur en impose longtemps sur les terribles accidents dont elles doivent presque toujours craindre l'apparition.

La période qui s'étend de la naissance à l'entier accomplissement de la première dentition, est l'époque de la vie la plus difficile à franchir, et par con-

séquent celle où les attentions les plus minutieuses
et les soins les mieux entendus sont de la plus grande
importance : combien d'enfants, en effet, ne suc-
combent que par suite de l'impéritie des personnes
qui se sont chargées de veiller sur eux! combien
en est-il aussi dont l'existence, à peine commen-
cée, est tranchée par les sots préjugés de quelques
prétentieux ignorants qui, se croyant la science
infuse, veulent toujours faire prédominer leur pré-
tendue expérience par des conseils aussi ridicules
que funestes.

D'un autre côté, la tendresse maternelle n'a-t-
elle pas, dans quelques cas, elle-même, ses fâcheuses conséquences, lorsque sa sollicitude, poussée
au delà de toute borne et oublieuse de ce vieux
dicton bien juste, que *le mieux est l'ennemi du bien,*
devient, par des précautions trop fréquemment
multipliées et mal entendues, une cause de fatigue
ou de tourment pour l'objet de sa plus chère affection? enfin, cette tendresse portée jusqu'à la plus
regrettable faiblesse, n'a-t-elle pas encore des conséquences plus fâcheuses, lorsque quelquefois elle
fait commettre à la mère les plus graves impru-
dences, en l'entraînant à céder à tous les caprices
de son élève.

Tant de faits de cette nature se sont présentés à notre observation, qu'ils nous ont suggéré la pensée du petit ouvrage que nous publions aujourd'hui. En effet, mettre sous les yeux d'une bonne mère de famille les nombreux écueils au milieu desquels sa prévoyance peut venir échouer, et lui indiquer les moyens de les éviter, était un devoir à remplir, un complément à ajouter à la liste des ouvrages utiles.

Pour atteindre ce but, il fallait avant tout être simple, clair, intelligible pour tous, en un mot, se renfermer dans les bornes étroites d'un traité très-élémentaire, dépouillé de tout terme technique, de toute citation érudite, de toute réflexion savante, et, par conséquent, faire une complète abnégation de cet amour-propre d'auteur qui pousse tout écrivain à s'efforcer de faire sortir de sa plume des pages remarquables par la richesse de sa science et l'élégance de son style : certes, c'est là une gloire dont personne ne contestera la jouissance ; mais aussi, il y a bien un certain bonheur à dépenser dans l'intérêt de la société tout entière le produit longuement amassé de ses études et de ses veilles.

On nous reprochera peut-être de nous être trop souvent répété ; mais pouvions-nous faire autrement ? Nous nous adressons à des lecteurs qui non-seulement n'ont pas les moindres notions en médecine, mais dont le plus grand nombre encore ne comprend même pas nos expressions médicales : dès lors, toutes les fois que nous n'avons pas pu nous dispenser de nous en servir, nous avons cru bien faire en mettant à côté de chacune d'elles les termes vulgairement employés pour désigner les mêmes choses, et en les répétant aussi souvent que nous l'avons fait, nous avons été guidé par cette pensée que, pour épargner de fatigantes recherches à bien des personnes qui ne savent pas les faire, ce qui abonde ne vicie pas.

Il nous était impossible d'écrire un livre du genre de celui-ci sans faire quelques emprunts aux auteurs qui ont traité le même sujet dans des ouvrages complets ; ne pouvant les citer tous dans le cadre étroit que nous nous sommes imposé, nous les prions ici d'agréer nos excuses pour les larcins que nous avons pu leur faire de certaines pensées ou de certains termes, et nous les remercions du précieux concours qu'ils nous ont prêté quoiqu'à leur insu.

Dans notre premier chapitre, consacré à l'hygiène du jeune âge, nous avons exposé brièvement les principales précautions dont on doit entoure l'enfant, et qu'on ne doit jamais négliger pour le mettre, autant que possible, à l'abri des fâcheuses influences qui menacent continuellement sa santé et sa vie : car il ne faut pas oublier que s'il est heureux de guérir un malade, prévenir la maladie est une chose bien plus heureuse encore.

Dans le second chapitre, après avoir décrit de la manière la plus détaillée les causes, les symptômes et la marche de chaque maladie, nous en avons fait ressortir son côté grave, et sous le titre de *Médication maternelle*, nous avons indiqué les remèdes qu'une mère peut administrer avec la certitude de soulager son malade, sans craindre de dépasser les bornes dans lesquelles une sage **prudence doit sans cesse la renfermer, et nous avons** eu le soin de toujours lui marquer le moment où elle doit absolument appeler l'homme de l'art à son aide.

Enfin, dans le troisième chapitre, sous le titre de *Petit formulaire maternel*, nous avons donné un recueil, aussi complet que possible, des diverses préparations dont l'exécution concerne les personnes chargées du soin des malades; car il n'est que trop vrai que beaucoup d'entre elles ignorent même comment se fait une tisane, de quelle ma-

nière se donne un bain de pieds, ou comment se
pose un sinapisme.

Les médecins, hâtons-nous de le dire, ne trouveront rien dans ce livre qui puisse les intéresser ;
ils savent tous, en effet, au moins aussi bien que
nous, ce que nous y enseignons ; mais en revanche
nous espérons que les gens du monde pourront y
puiser des connaissances dont ils nous sauront peut-
être gré quelquefois dans le cours de leur existence, et si nous sommes assez heureux pour que
nos enseignements les préservent de quelqu'un de
ces affreux chagrins qui font le malheur de toute
la vie, ce sera la plus douce récompense à laquelle
nous puissions aspirer.

PETIT GUIDE MÉDICAL

DES

MÈRES DE FAMILLE

CHAPITRE PREMIER

Notions les plus élémentaires sur l'hygiène des enfants.

L'hygiène est cette partie de la médecine qui a pour but de faire connaître les conditions de la santé et les moyens qui sont à notre disposition pour la conserver.

ARTICLE PREMIER

DES VÊTEMENTS DANS LE PREMIER AGE.

Le premier cri de l'enfant, en venant au monde, est un cri de douleur, a dit Capuron, l'un de nos accoucheurs les plus savants : en effet, sa première sensation, quand il sort du sein de sa mère, est celle du froid, et cette sensation est pour lui une souffrance. On ne peut donc, dès les premiers moments, apporter trop d'attention à le vêtir d'une manière convenable, car l'air dans lequel il doit trouver un principe de vie, peut, par suite de la moindre négligence, devenir au contraire une cause de maladie et de mort.

1° *De la coiffure.* — A la naissance, les os du crâne n'ont point encore acquis leur entier développement; en sorte que dans quelques points, au-dessus et un peu en arrière du front, par exemple, à cet endroit que vulgairement on appelle la *fontaine,* le cerveau n'est garanti que par le cuir chevelu des influences extérieures : dès lors, on doit comprendre combien il est important de couvrir constamment la tête avec soin et de s'abstenir de la mettre à tout instant à nu, comme quelques mères en ont l'habitude pour faire admirer la beauté des cheveux, ou pour tout autre motif aussi puéril, car le refroidissement le plus léger en apparence peut occasionner un coryza (rhume de cerveau) dont les conséquences ne sont pas toujours sans gravité, ainsi qu'on le verra plus loin (page 12) : il ne faut pas non plus imiter ces personnes qui, dans la crainte du froid, couvrent tellement la tête de leur enfant qu'elles y entretiennent une trop forte chaleur, excès d'un autre genre qui, en déterminant un trop grand afflux du sang vers le cerveau, peut donner lieu à des accidents très-sérieux : en un mot, un petit béguin de toile, un second béguin de flanelle, et par dessus un bonnet doublé, le tout exactement appliqué jusque sur la partie supérieure du front, formeront une coiffure suffisante dans l'intérieur des appartements.

2° *Du maillot.* — Quant aux vêtements qui couvrent les autres régions du corps, chacun ayant à l'égard de leur composition ses goûts et ses habitudes, nous n'en parlerons que pour faire quelques recommandations dont l'observation exacte nous semble nécessaire : il faut que ces vêtements soient souples et chauds, que l'enfant y soit à l'aise et libre de ses mouvements ; les entournures et les manches des brassières doivent être assez larges pour ne pas gêner les articulations des épaules et des coudes ; les langes, quoique élevés jusqu'aux aisselles, ne doivent pas cependant être placés assez haut pour empêcher le facile abaissement des bras ; ils ne doivent pas non plus être serrés au point d'excercer sur la poitrine une compression qui nuirait à son développement, gênerait la respiration et pourrait causer de fâcheuses déformations, car les côtes ainsi que toutes les autres parties osseuses de l'enfant, étant molles et flexibles, peuvent facilement, sous l'influence d'une action plus ou moins forte et plus ou moins longtemps prolongée, se contourner dans la direction vicieuse qui leur est imprimée. Il est bon encore, quand on replie l'extrémité inférieure des langes, de laisser un intervalle d'un ou deux travers de main entre leur repli et les pieds, pour que les jambes aient la facilité de s'allonger toutes les fois que le petit être en éprouve le besoin, et même, de temps en temps dans la journée, il sera convenable de les laisser étendues sans les décroiser, pour qu'il puisse, suivant l'expression consacrée, *gigotter* sans entraves, ce qui lui fait le plus grand bien, ainsi que le démontrent alors sa gaiété et son sourire de satisfaction.

On est généralement dans l'usage, lorsque l'enfant est complétement emmaillotté, de couvrir les épaules d'un grand fichu qui se croise sur le devant de la poitrine, en y fixant les bras, et qui se noue sur le dos ; cet usage est bon quand on craint qu'au dehors, en hiver, les mains ne se refroidissent ; mais dans l'intérieur ou en été, il est inutile et même mauvais de garrotter ainsi les membres supérieurs ; car, nous ne saurions trop le répéter, c'est un besoin pour l'enfant de se remuer, et les mouvements auxquels il se livre sont nécessaires à son développement.

3° *Des robes.* — Bien des mères sont heureuses et fières de mettre leur enfant en robe le plus tôt possible, à deux ou trois mois par exemple, c'est là une très-mauvaise coutume ; d'après ce que nous avons dit, en effet, de la mollesse de ses os, l'enfant, lorsqu'il est porté sur les bras ou assis, n'étant plus soutenu avec sa robe comme il l'était avec ses langes, a le corps constamment courbé en avant ; cette mauvaise position, indépendamment de l'obstacle qu'elle apporte au libre exercice des fonctions des organes contenus dans le ventre et dans la poitrine, a encore le grave inconvénient d'entraîner la colonne vertébrale dans un fréquent état de flexion qui, dans quelques cas où sa constitution l'y prédispose déjà, peut contribuer à rendre bossue la pauvre petite créature. Il est donc prudent, selon nous, de ne mettre l'enfant en robe qu'à l'âge de neuf à dix mois, époque à laquelle il est généralement assez fort pour tenir lui-même son buste droit.

4° *Des vêtements en plein air*. — Quand on le promènera dans la belle saison, on veillera à ce qu'il ait toujours un chapeau de paille à bord un peu large, pour garantir sa tête du soleil, dont l'influence peut occasionner de graves désordres du côté du cerveau ; quand on le sortira par une température froide, humide ou seulement fraîche, qu'il soit emmaillotté ou en robe, on lui mettra une pelisse munie d'un capuchon assez grand pour se

prolonger un peu au devant du visage, car les inflammations de la gorge, de *l'intérieur* des oreilles
et celles des yeux surviennent souvent à la suite
d'un coup de vent ou de l'action continue d'un air
froid sur eux ; s'il est en robe, on garnira avec soin
les pieds et les jambes, dont le refroidissement peut
aussi donner lieu aux inflammations de la gorge et
de la poitrine, ainsi qu'aux coliques et à la diarrhée.

Nous sommes loin d'approuver, comme on peut
le voir, cette mode qui a été importée d'Angleterre
en France, mode contraire à toutes les règles de
l'hygiène, à toutes les lois de la physiologie, aussi
absurde qu'elle est cruelle, et qui consiste à faire
sortir les enfants, en toutes saisons, les jambes et
les bras nus : ne répugne-t-il pas au bon sens, en
effet, d'admettre que le froid, source de tant de
maladies, puisse donner de la force et de la santé
aux enfants chétifs, ou augmenter ces deux qualités chez ceux qui les possèdent déjà ? Bien au
contraire , l'expérience démontre que plus les
individus sont faibles et ont la peau délicate, que
moins ils sont sanguins, plus ils sont sensibles à
l'action du froid et exposés aux accidents qu'il peut
produire : est-il donc un être qui ait la peau plus
délicate, qui soit plus faible, moins sanguin, plus
lymphatique de sa nature que l'enfant, et est-il un

être, par conséquent, qui soit plus impressionnable, plus accessible que lui à tous les effets d'une basse température? C'est pour nous une conviction, qu'en l'exposant presque demi-nu aux nombreuses intempéries de l'air qui lui causent des souffrances, loin de fortifier sa constitution, on ne fait que compromettre sa santé si fragile ; de même que s'il porte en lui le germe de quelque maladie héréditaire de poitrine, on ne fait qu'en hâter ou tout au moins en assurer le développement.

Jeunes mères qui voudrez bien nous lire, gardez-vous d'adopter une semblable méthode ! vêtissez vos enfants suivant les exigences de la saison, et soyez assurées que vous n'aurez toujours qu'à vous en féliciter.

ARTICLE II

DE LA NOURRITURE DE L'ENFANT.

§ 1. — De l'allaitement.

L'allaitement est l'alimentation de l'enfant pendant les premiers temps de sa vie ; il se fait, soit par le sein de la mère, soit par celui d'une nourrice, soit au biberon. Dans les deux premiers cas, c'est l'allaitement qu'on désigne sous le nom d'allaitement naturel ; dans le dernier cas, c'est l'allaitement artificiel.

1° *Allaitement par la mère*. — Le meilleur aliment pour le nouveau né, celui qui lui convient le mieux, celui enfin qui lui est préparé par la nature, est le lait de sa mère : par conséquent, à moins de circonstances dépendant de sa santé, de sa constitution, de l'état de ses seins ou des obligations que lui impose sa position sociale, la nouvelle accouchée doit allaiter elle-même.

A. *Quand la mère doit commencer à donner le sein.* — Avant de donner à teter à l'enfant, on lui fera boire quelques cuillerées à café d'eau sucrée tiède ; et cinq ou six heures après l'accouchement, temps pendant lequel la mère se sera reposée des fatigues de sa délivrance, elle lui présentera le sein. Il est convenable, suivant nous, de ne pas attendre plus longtemps, parce que le premier lait qui, par sa légèreté, est l'aliment le mieux approprié à la faiblesse des organes du nouvel être, a en outre l'avantage de posséder un principe laxatif qui l'aide à rendre ces matières noirâtres et collantes qu'on appelle le *méconium* ; en second lieu, à ce moment, les seins n'étant encore ni très-gonflés ni durs, le mamelon est plus saillant, plus souple et plus facile à saisir qu'il ne le serait après la fièvre de lait.

B. *Comment il faut donner le sein.*—Lorsque la mère veut donner à teter, elle doit, si elle le peut, se mettre sur son séant; alors elle place l'enfant en travers de son corps poitrine contre poitrine, la tête étant posée sur l'avant-bras et le tronc soutenu par la main qui correspond au côté du sein qu'elle veut présenter; elle saisit ensuite, entre l'indicateur et le doigt du milieu de la main restée libre, le mamelon qu'elle rapproche de la bouche, dans laquelle elle l'introduit le plus avant possible, en faisant en sorte que le nez ne soit pas comprimé; car, si cela avait lieu, la respiration se trouvant empêchée par l'occlusion des narines, l'enfant serait obligé de se retirer à tout instant pour reprendre haleine, ce qui pourrait l'impatienter, l'irriter et faire croire qu'il a de la répugnance à teter.

Il arrive quelquefois que, malgré toutes les précautions, il a réellement de la peine à prendre le sein, et qu'il promène sa bouche autour du mamelon sans le saisir; ne perdant alors ni courage ni patience, on doit le lui présenter souvent et chaque fois l'introduire entre les lèvres après y avoir fait tomber d'abord quelques gouttes de lait : il est rare qu'au moyen de cette petite manœuvre on ne parvienne pas à lui faire exécuter quelques succions qui, en amenant le lait, l'engagent à les continuer.

Pendant les premiers jours l'enfant tete lente-

ment ; il ne fait guère de suite que six à huit succions, après lesquelles il se repose, sans quitter le
mamelon, pour recommencer bientôt ; il peut rester ainsi longtemps au sein, ce qui devient pour la
mère une assez grande .fatigue : si elle est trop
faible pour la supporter, ainsi que dans le cas où il
lui est impossible de se tenir assise, elle se couchera un peu sur le côté, placera son enfant paral-
lèlement à son corps entre sa poitrine et le bras qui
repose sur le lit, et ce bras soutenant la tête à la
hauteur du sein, elle introduira le mamelon dans
la bouche de la même manière que nous l'avons
dit plus haut.

La mère donnera alternativement l'un et l'autre
sein, afin de les dégorger également tous les deux,
et dès le commencement, quand l'enfant ne tetera
plus, qu'il dorme ou qu'il soit éveillé, elle lui retirera le mamelon de la bouche pour qu'il ne le
fatigue pas inutilement, et surtout pour qu'il ne
prenne pas la mauvaise habitude de ne s'endormir
qu'en le tenant.

La fièvre de lait, qui du reste est en général
moins forte quand l'enfant tete dès le premier jour,
n'est point un obstacle à ce que l'on continue à le
faire teter ; mais pendant qu'elle s'accomplit, les
seins étant très-gonflés et durs, le mamelon est
moins saillant et quelquefois même s'enfonce au

point d'être très-difficile à saisir : lorsque cela a lieu, il sera convenable, avant de faire prendre à l'enfant son repas, d'extraire une certaine quantité de lait, soit à l'aide d'une pompe, soit par des succions que fera une grande personne : par ce moyen, les mamelles étant un peu dégorgées deviendront plus molles, le mamelon sera plus proéminent, et l'enfant le prenant plus facilement, la mère souffrira moins.

C. *Comment on doit régler les repas du nouveau né.* — Malgré l'opinion contraire de quelques médecins, nous sommes d'avis que dès le premier jour il faut régler les repas de l'enfant, tant dans son intérêt que dans celui de sa mère. Le cri étant sa seule parole, sa faim, ses désirs, son irritation, sa gêne, ses souffrances, il ne les exprime qu'en criant, et la plupart des femmes, quand elles l'entendent crier, ne songent qu'à une chose, c'est qu'il a faim ! tout aussitôt elles lui donnent à teter ; et s'il crie souvent, comme cela a lieu quelquefois, il est toujours suspendu à leur sein le jour et la nuit : il résulte de là qu'il est tellement gorgé de lait, qu'il est obligé de le rendre, et que plus on lui en donne plus il le rend ; sous le coup de ces indigestions, de ces vomissements continuels ; sous l'influence d'un lait qui, d'un autre côté, n'ayant pas eu le temps de se *refaire*, n'a plus les qualités voulues, l'estomac se

2.

fatigue, la digestion se fait mal, la nutrition languit, l'enfant dépérit insensiblement ; puis peuvent survenir des inflammations , des coliques, de la diarrhée, contre lesquelles, quelquefois, l'art s'efforce en vain de lutter.

Lors donc que les cris sont l'expression de la faim, l'enfant agite ses bras, remue la tête, saisit avidement le doigt dont on introduit le bout dans sa bouche, ou cherche à sucer la joue sur laquelle on pose ses lèvres : quand la plupart de ces signes manquent, il faut chercher ailleurs que dans sa faim le motif qui le fait crier.

Comme on le voit par ce que nous venons de dire, les fonctions qui doivent être régularisées les premières sont celles de l'estomac, ce laboratoire, qu'on nous permette le mot, où se prépare la séve qui doit porter la vie dans toutes les parties du corps ; d'où il suit que la constitution et la force futures du nouveau né ne dépendent souvent que de la manière dont a été dirigée son alimentation presque depuis sa naissance.

A moins de circonstances dont le médecin devra être seul juge, les repas seront donnés à deux heures d'intervalle l'un de l'autre, depuis six heures du matin jusqu'à huit heures du soir, et depuis huit heures du soir jusqu'à six heures du matin on n'en donnera que deux. Si, dès le principe, l'enfant est réglé de la sorte, ses digestions se feront sans fatigue pour son estomac, et par conséquent avec avantage pour sa santé, et il s'habituera tellement à ce régime, qu'aussi exact qu'une horloge, à l'heure juste il préviendra par ses cris qu'il a faim. A mesure qu'on s'éloigne de l'époque de l'accouchement, le lait devenant de plus en plus *nourrissant*, vers la fin du troisième mois on pourra mettre trois heures entre chaque repas du jour, et n'en donner qu'un pendant la nuit.

D. *A quelle époque on doit donner d'autres aliments que le lait du sein.* — Quand le lait de la mère est abondant et de bonne qualité, il doit constituer pendant les cinq premiers mois la seule nourriture de l'enfant, et jamais erreur ne fut plus grande que celle qui consiste à croire que pendant cette période d'autres aliments lui soient nécessaires ; ces aliments, au contraire, quelque légers qu'ils puissent être, encore trop lourds pour lui, sont d'une digestion difficile qui souvent trouble son sommeil, et qui parfois lui cause de l'agitation, des congestions cérébrales, des convulsions même, ou le prédispose au carreau (gros ventre), aux engorgements des glandes du cou, en un mot, à tout le cortége des maladies lymphatiques ou scrofuleuses.

Que dire maintenant de cette autre croyance, accréditée surtout parmi les femmes de la campagne, et qui attribue à la plus indigeste des bouillies, à celle qui est faite avec la farine de froment, la propriété de calmer les coliques? Nous ne saurions trop nous élever contre ce funeste préjugé, qui fait malheureusement tant de victimes, en rendant véritablement malade le pauvre petit être qui n'était d'abord qu'indisposé.

Lorsque, pendant le cours des cinq premiers mois, dans quelques cas exceptionnels, il arrive que le lait, par suite d'une cause quelconque, perde de son abondance ou de ses qualités, ou encore que la mère ne puisse sans fatigue pour elle donner à teter aussi souvent que nous venons de le dire, il sera naturellement nécessaire de suppléer par une alimentation artificielle à l'insuffisance de l'allaitement; mais alors, pour remplacer chaque repas que la mère ne pourra donner, on ne fera pas prendre autre chose que du lait coupé dans les mêmes proportions et avec les liquides que nous allons indiquer plus loin en parlant de l'allaitement au biberon (pag. 23).

E. *Nature des aliments qu'on donnera pendant l'allaitement.*— A l'âge de cinq mois, on commencera donc à donner quelques aliments légers, tels que des bouillies peu épaisses faites avec la fécule de pomme de terre, bien préférable à la farine de froment, parce qu'elle est moins indigeste que cette dernière ; la farine de froment, du reste, ne doit, en général, être employée pour faire de la bouillie qu'après avoir été d'abord mise au four, si l'on veut éviter qu'elle ne fasse dans l'estomac l'effet d'un pain mal cuit : on donnera encore de la semoule, du tapioca et de l'arow-rout au lait ; mais au début ce qui nous a paru le mieux convenir et ce que nous conseillons de préférence, c'est une petite panade que nous faisons préparer de la manière suivante : de la mie de pain ordinaire étant mise dans l'eau, on la laisse bouillir jusqu'à ce qu'elle soit réduite en une purée un peu liquide, après quoi, sans y mettre de beurre, on la sucre et on y ajoute quelques gouttes d'eau de fleurs d'oranger. Cette panade est très-légère, d'une très-facile digestion, et tous les jeunes enfants auxquels nous l'avons prescrite s'en sont toujours très-bien trouvés.

Les premiers aliments plus substantiels que le lait devront être donnés d'abord en très-petite quantité ; dans le commencement, deux ou trois petites soucoupes par jour seront suffisantes : petit à petit on augmentera cette quantité ; puis, de temps en temps, on fera prendre du bouillon seul, et enfin des potages au gras, pour arriver insensiblement au sevrage.

2° *Allaitement par une nourrice étrangère.* — Nous n'avons point à nous occuper ici des qualités qui déterminent le choix d'une nourrice, attendu que nous ne nous adressons qu'à celles qui ont déjà leurs nourrissons : il nous suffira donc de dire que toute femme qui se charge de nourrir l'enfant d'une autre personne, doit être avant tout de mœurs douces et honnêtes, et doit mûrement réfléchir à la tâche qu'elle s'impose ; il ne faut pas qu'elle n'ait en vue que le salaire qu'elle recevra ; elle doit être une seconde mère pour l'enfant qu'elle a pris, avoir pour lui les mêmes attentions, les mêmes soins qu'elle aurait pour son propre enfant, la même sollicitude pour préserver sa santé, ou pour le guérir quand il est malade ; manquer à ce devoir si sacré, à cette confiance absolue qui a été mise en elle, ne serait pas seulement commettre un délit, ce serait se rendre coupable d'un crime. Qu'elle se rappelle bien que ce n'est point un métier qu'elle fait, mais une sainte mission qu'elle remplit, et si, comme cela a lieu malheureusement quelquefois, elle n'est récompensée de son zèle que par la honteuse ingratitude des parents de son élève, elle trouvera une consolation en descendant dans sa conscience qui, à l'abri de tout reproche, l'élèvera au-dessus des ingrats.

Tout ce que nous avons dit relativement à l'allaitement par la mère devant s'appliquer à celui qui est fourni par la nourrice, nous croyons devoir

éviter des répétitions inutiles et fatigantes en ren-
voyant pour ces détails à la page 14, et avant d'arriver aux soins que la femme qui nourrit doit
prendre de sa personne dans l'intérêt de son nourrisson, nous allons d'abord dire quelques mots sur
l'allaitement artificiel.

3° *Allaitement artificiel.* — L'allaitement artificiel est, ainsi que nous l'avons déjà dit, celui qui
se fait à l'aide du biberon, et que quelques personnes font encore en donnant à boire avec un
verre ordinaire. Cet allaitement est loin de valoir
celui qui est donné par le sein ; mais quand l'enfant
reçoit des soins convenables, il peut très-bien venir,
quoique nourri au biberon.

Manière de préparer le lait. — On se sert habituellement du lait de vache ou de chèvre frais et
autant que possible récemment trait ; on le cou-
pera avec de l'eau simple sucrée, ou de l'eau de
gruau légère, chaude, pour que le mélange soit
tiède ; lorsqu'il sera froid, on le réchauffera au bain-
marie, et on le renouvellera souvent pour qu'il ne
soit pas aigre. Dans le commencement, le mélange
sera fait dans la proportion de deux tiers d'eau
pour un tiers de lait, et on diminuera peu à peu la
quantité d'eau, pour arriver à l'âge de cinq mois à
le donner tout à fait pur. Une fois cet âge atteint, on
ajoutera au lait quelques aliments plus solides en

même quantité et de la même nature que ceux que nous avons conseillés dans l'allaitement par le sein (pag. 20), et on parviendra de la sorte jusqu'au moment du sevrage.

§ 2. — Des soins que la nourrice doit prendre de sa personne dans l'intérêt de son élève.

1° *Du régime alimentaire de la nourrice.* — Les qualités du lait dépendent en grande partie de la nourriture que prennent les individus qui le fournissent; les aliments de la femme qui nourrit doivent donc se composer surtout de bouillons gras et de viandes : il ne suit pas de là qu'on doive défendre le lait, le chocolat, les fruits bien mûrs, les purées, les légumes, en exceptant toutefois, autant que possible, ceux qui étant secs ne sont pas dépouillés de leur écorce, ainsi que les choux et l'oseille : ces trois derniers, en effet, communiquent au lait des principes qui peuvent causer au nourrisson des coliques, des flatuosités (vents) et de la diarrhée. Au surplus, tous les aliments indigestes doivent être proscrits, de même que le vin pur en trop grande quantité, et surtout les liqueurs fortes.

2° *Du repos et de l'exercice de la nourrice.* — Les femmes qui allaitent ne doivent pas veiller tard, et encore bien moins passer les nuits : le sommeil

est un des plus puissants réparateurs de leurs forces,
et sa privation leur cause une fatigue qui, en échauffant leur lait, lui donne des propriétés malfaisantes.
Elles ne doivent pas non plus rester dans une oisi-
veté et un repos absolus, qui ne pourraient que les
énerver : elles se livreront au contraire à leurs
travaux habituels, en y apportant toutefois une sage
modération, et souvent elles feront des promenades
en bon air.

3° *De la régularité des diverses fonctions de la
nourrice.* — Elles veilleront avec soin à ce que
toutes leurs fonctions s'accomplissent régulièrement; si elles sont échauffées, elles boiront des
tisanes rafraîchissantes, mangeront plus de légumes
que de viandes, et prendront de temps en temps des
grands bains tièdes : si au contraire elles sont tour-
mentées par des évacuations intestinales trop abondantes, comme ces dernières peuvent être produites
par des causes diverses, et par conséquent exiger
un traitement particulier, elles s'empresseront de
demander à leur médecin d'y mettre un terme, car
les déperditions de cette nature ne peuvent avoir
qu'une fâcheuse influence sur les qualités et la
quantité du lait; il en sera de même encore des
transpirations très-fortes et des époques exces-
sives chez celles qui sont réglées pendant la lac-
tation.

4° Des précautions relatives aux seins. — On ne saurait prendre trop de précautions pour ne pas découvrir les deux seins à la fois et pour garantir autant que possible celui qui est présenté ; car l'impression d'un air froid sur ces organes peut déterminer un engorgement, vulgairement nommé poil, souvent bientôt suivi d'inflammation et d'abcès, ce qui, sans parler des souffrances de la mère, entrave l'allaitement au grand détriment de l'enfant : le meilleur moyen de prévenir cet accident, est de porter des chemises fendues sur le devant, et de protéger, par la pointe d'un fichu posé sur le cou, la mamelle mise à découvert.

5° Des précautions relatives aux mamelons. — Les gerçures et les crevasses du mamelon sont encore deux des affections les plus fréquentes des nourrices, et surtout deux des plus incommodes, en ce que, par les douleurs qu'elles causent, elles empêchent de donner le sein. Ces accidents sont très-préjudiciables à l'enfant, qui ne peut plus prendre ses repas d'une manière convenable et lui font quelquefois boire du sang mêlé avec le lait, ce qui le dégoûte et l'irrite. On les préviendra facilement en tenant toujours les mamelons dans un très-grand état de propreté, en ayant l'attention de bien les essuyer chaque fois que l'enfant a teté, pour qu'ils ne restent pas humides ; de ne pas les laisser exposés à l'air après les avoir retirés de sa bouche, et **enfin**, lorsque leur épiderme est trop délicat et trop sensible, d'y faire souvent des lotions aromatiques ou vineuses dans le but de les fortifier.

6° *Du calme moral de la nourrice.* — Le calme de l'esprit et de l'âme est encore une condition indispensable chez les femmes qui allaitent : la colère, la peur, une forte contrariété, des rapports conjugaux trop fréquents, une joie subite, en un mot, toutes les émotions ou passions vives et brusques ont, en effet, une telle influence sur la nature du lait, que s'il est donné immédiatement après l'impression ressentie par la nourrice, il peut communiquer au système nerveux de l'enfant l'excitation sous l'empire de laquelle elle se trouve encore, et par là déterminer chez lui des convulsions auxquelles il n'est toujours que trop disposé par sa constitution.

Ici se termine tout ce que nous avions à dire sur l'allaitement ; peut-être avons-nous été un peu long ; mais comme nous nous adressons principalement aux jeunes mères encore sans expérience, nous avons pensé que nous ne pouvions leur donner trop de détails pour les guider dans l'accomplissement de la tâche bien lourde et en même temps bien douce qu'elles veulent entreprendre.

§ 3. — Du sevrage.

Il n'y a pas d'époque fixe pour le sevrage, comme le pensent les gens peu clairvoyants, qui suivent plutôt les conseils de la routine que ceux de la prudence et de l'expérience : à moins de nécessité absolue de faire autrement, c'est d'après le travail de la dentition qu'on doit déterminer le terme de l'allaitement : il est par conséquent nécessaire d'en connaître la marche ; ainsi les dents sortent par groupes dont les évolutions successives, séparées par des intervalles de six semaines, deux, trois et quelquefois quatre mois, s'effectuent de la manière suivante, à part les cas exceptionnels dans lesquels l'enfant est précoce ou tardif : vers huit ou neuf mois, les deux premières dents du milieu en bas, *incisives médianes inférieures*, sont sorties ; à douze ou treize mois, les quatre dents du milieu en haut, *incisives médianes et latérales supérieures*, composant le second groupe, ont paru à leur tour ; six autres dents, dont deux grosses en haut, *premières petites molaires supérieures*, deux grosses et deux petites en bas, *premières petites molaires et incisives latérales inférieures*, formant le troisième groupe, sont percées vers seize, dix-sept ou dix-huit mois, et complètent *les douze premières dents :* vient ensuite, à l'âge de vingt-deux à

vingt-quatre mois, le quatrième groupe, composé
de deux petites dents en haut et en bas, *canines supérieures et inférieures,* ce qui fait *seize dents,* et
enfin, de trente-trois à trente-cinq mois sortent les
deux secondes grosses dents en haut et en bas,
*deuxièmes petites molaires supérieures et inférieu-
res,* composant le cinquième groupe. Ces quatre
dernières parues, l'enfant a ses vingt dents de lait
ou dents temporaires qui constituent la première
dentition.

Avant d'aller plus loin, nous devons ajouter qu'il
est des cas rares, à la vérité, où l'éruption des dents
ne suit pas une marche aussi régulière que celle
dont nous venons de faire la description : en effet,
on a vu les incisives supérieures sortir avant les incisives inférieures ; les canines avant les premières
petites molaires, et même avant les incisives ; tantôt
on les voit naitre presque toutes à la fois, et tantôt au
contraire il se fait entre chacune d'elles, ou entre
chaque groupe, des temps d'arrêt on ne peut plus
longs, dont les parents se désespèrent.

En s'appuyant sur les données qui précèdent, il est
en général prudent de ne sevrer l'enfant qu'à l'âge
de dix-huit mois, époque à laquelle, comme on vient
de le voir, il a douze dents ; et il serait plus prudent
encore d'attendre qu'il en ait seize, car les quatre
qui se montrent de vingt-deux à vingt-quatre mois,

3.

et qu'on nomme les canines, sont celles dont le travail donne lieu aux accidents les plus sérieux. Si l'on ne peut pas attendre ces deux dernières époques, il ne faut jamais, dans tous les cas, opérer le sevrage avant la sortie complète des deux premières dents, et toujours pour le faire, on choisira le moment où l'évolution d'un groupe vient de finir, afin que l'enfant soit complétement sevré avant le commencement de l'évolution du groupe suivant, ce qui ordinairement donne en moyenne deux mois.

Il ne suffit pas de compter les dents, car si leur nombre voulu n'est pas atteint pendant une température douce, il vaut mieux attendre l'évolution complète du groupe suivant que de sevrer pendant la grande chaleur ou le froid, qui ont déjà par eux-mêmes de si funestes influences sur la santé de l'enfant; c'est encore là une précaution qu'on ne doit jamais négliger, si l'on ne veut pas s'exposer à s'en repentir cruellement.

Une fois toutes les conditions qui précèdent obtenues, le sevrage étant décidé, on y procède de la manière suivante ; d'abord il ne faut pas cesser tout à coup de donner le sein au nourrisson, parce qu'un changement trop brusque dans son régime pourrait compromettre sa santé : on commencera par le sevrer de nuit; ensuite on ne le fera teter que quatre à cinq fois par jour, puis trois fois, deux fois, une fois, jusqu'à ce que progressivement ainsi on arrive à ne plus le faire teter du tout : comme déjà il aura pris goût aux potages et qu'en diminuant sa ration habituelle de lait on les rendra plus abondants, il en arrivera presque sans s'en apercevoir à son nouveau genre d'alimentation.

§ 4. — De la nourriture après le sevrage.

Quand l'enfant est sevré, sa nourriture demande encore de grands soins : ses repas devront être pris à heures fixes; constitués d'abord uniquement par des potages et des soupes, ce n'est que peu à peu qu'on y ajoutera des légumes et de la viande; il pourra boire de l'eau rougie, dans quelque cas un peu de vin pur, mais jamais de liqueur. Quelque singulière que puisse paraître cette dernière recommandation, elle est cependant basée sur des observations de tous les jours. A combien d'hommes prétendus raisonnables, en effet, n'avons-nous pas entendu dire avec gaieté, en parlant de leur petit enfant, *il boit de l'eau-de-vie comme un homme*, et cela, sans songer que par cette boisson incendiaire, outre les désordres qu'ils pouvaient produire dans son estomac et son intestin, ils pouvaient encore porter sur son cerveau une excitation capable de donner lieu aux maladies nerveuses les plus effrayantes. On interdira également le café à l'eau, le thé et en général toutes les boissons qui possèdent des propriétés stimulantes.

Enfin il ne suffit pas de régler les heures des repas, on veillera aussi à ce qu'ils ne soient pas trop copieux : naturellement gourmand, l'enfant a toujours une assez grande propension à manger outre mesure; il faut donc de bonne heure combattre ce penchant et l'habituer à ne prendre que la nourriture qui lui est nécessaire; car, à tout âge, la sobriété est une condition essentielle à la conservation de la santé, à l'égale répartition des forces vitales et au libre développement de l'intelligence.

ARTICLE III

DES SOINS DE PROPRETÉ.

La propreté est un des points les plus importants de l'hygiène des enfants; aussi ne peut-on avoir, sous ce rapport, des soins trop minutieux et trop multipliés, car l'enfant qu'on ne tient pas proprement ne tarde pas à devenir malade.

1° *De la propreté des couches et des langes.* — Les couches et les langes doivent être renouvelés toutes les fois qu'ils sont souillés par l'urine ou par les excréments dont le contact cause à l'enfant une gêne et un malaise qu'il indique par ses cris, le matin surtout quand il s'éveille. Ces matières, en effet, sous l'influence de la chaleur du corps, acquièrent une âcreté qui irrite la peau des aines, des organes génitaux, des cuisses et des fesses, et détermine à la longue sur ces parties une rougeur plus ou moins foncée et étendue, souvent accompagnée de cuissons et de démangeaisons plus ou moins vives qui empêchent le sommeil : cette inflammation donne lieu même quelquefois à des phlyctènes (cloches), ou à des écorchures qui, continuellement irritées par le renouvellement des excrétions qui les ont produites, causent d'insupportables souffrances et ôtent tout repos. On doit donc comprendre combien il est important de ne pas laisser longtemps l'enfant au milieu de ses déjections : le matin, aussitôt qu'il sera éveillé et avant de lui donner son premier repas, on commencera par le nettoyer, afin qu'il puisse teter ensuite sans que rien ne le gêne : en outre, lorsqu'étant en bonne santé, il criera dans le courant de la journée, et qu'on aura la certitude que ses cris ne peuvent pas être causés par la faim, il faudra s'assurer s'il s'est sali, parce qu'en lui mettant alors du linge propre et bien sec, il se calmera aussitôt.

2° *De la propreté du corps.* — Chaque fois qu'on

changera l'enfant, on lavera avec une éponge imbibée d'eau tiède toutes les parties qui ont été salies, en ayant soin de n'y laisser aucune ordure, et ensuite on les essuyera bien avec un linge fin et doux : ces deux petites opérations devront être faites sans brusquerie et aussi rapidement que possible pour abréger l'impatience qu'elles causent au petit être qui en est l'objet. Il est bon encore, de temps en temps, de faire prendre des bains entiers tièdes, soit à l'eau simple, soit à l'eau de son : ces bains, qui sont ordinairement très-agréables à l'enfant, ainsi que le prouve le bonheur avec lequel il y allonge et y agite ses petits membres, ont encore l'avantage, en lavant le corps dans toute son étendue, d'enlever la crasse dont la peau se recouvre journellement : avantage d'autant plus grand que cette crasse, qui la plupart du temps reste inaperçue, empêche la transpiration insensible à laquelle, dans l'état de santé, est continuellement soumise toute la surface cutanée et donne lieu à des éruptions de boutons de diverse nature, qui se montrent d'abord sur le visage et sur le cou, pour s'étendre ensuite partout.

3° *De la propreté de la tête.* — On croit assez généralement que la croute sèche qui couvre le crâne et qui quelquefois s'étend jusque sur le front du nouveau né, est nécessaire pour fortifier la fontanelle intérieure (fontaine). C'est là une grave erreur : cette croute n'est qu'une malpropreté qu'il faut se hâter d'enlever, si l'on ne veut qu'elle devienne de plus en plus épaisse. Loin d'être utile, elle a au contraire l'inconvénient d'empêcher les cheveux de pousser, de favoriser la génération des poux, de s'opposer à la transpiration du cuir chevelu, et de donner à la tête une fort mauvaise odeur. Pour en débarrasser l'enfant, on brosse tous les jours légèrement la tête avec une brosse de chiendent, afin de détacher peu à peu, par petites écailles, le casque qui l'enveloppe : lorsque la croute est trop épaisse et trop dure pour se soulever facilement, on l'humecte d'abord avec un peu d'huile d'amandes douces, de beurre frais ou de cold-cream ; puis, quand elle en est imbibée, on l'enlève petit à petit avec un peigne fin, et une fois qu'il n'en existe plus la moindre parcelle, il faut passer de temps en temps un linge trempé d'eau tiède sur le cuir chevelu pour éviter qu'elle ne se reforme, en ayant soin, surtout, d'essuyer ensuite, vite et bien, toutes les parties qui ont été mouillées, car l'humidité sur le crâne peut, comme le froid, donner lieu aux accidents dont nous avons parlé pages 8 et 12, et qu'il est encore une fois toujours important d'éviter.

ARTICLE IV

DU REPOS ET DE L'EXERCICE DE L'ENFANT.

1° *Du repos.* — Pendant les premiers mois qui suivent sa naissance, la vie de l'enfant se réduit à teter et à dormir Ce petit être, à peine ébauché, a, en effet, besoin de croître ; et comme pendant le sommeil, la digestion, quoique plus lente, est plus parfaite que dans l'état de veille, que les aliments digérés sont aussi plus puissamment absorbés, plus il dort, mieux son corps se nourrit : il faut donc respecter son repos qui, conformément aux desseins de la nature, contribue si efficacement à son développement et à son embonpoint.

Aussitôt qu'il a fini de teter, on doit le mettre dans son berceau où il dort beaucoup plus tranquillement que dans les bras ou sur les genoux de sa mère, dont le moindre mouvement peut le réveiller. On le couchera sur le dos, la tête presque à la même hauteur que la poitrine, pour que sa respiration soit bien libre, et si on l'incline sur l'un de ses côtés, ce sera de préférence sur le côté droit où se trouve le foie, pour éviter que ce dernier, en comprimant par son poids l'estomac, ne gêne le passage des aliments de l'intérieur de cet organe dans l'intestin, et aussi pour laisser au cœur toute

la liberté de ses mouvements. On évitera encore
avec soin toute espèce de bruit capable de le réveiller en sursaut ; un semblable réveil imprime
toujours à ses nerfs une secousse et un ébranle-
ment qui, s'ils sont souvent répétés, peuvent re-
tentir sur son cerveau d'une manière fâcheuse.

Au bout de quelques mois, l'enfant étant plus
fort, a moins besoin de sommeil et se tient plus
longtemps éveillé ; cependant il dort encore une ou
plusieurs fois dans la journée, ce qui a lieu, pour
ainsi dire, à heures fixes ; et lorsqu'il ne peut pas
satisfaire, au moment où il l'éprouve, ce besoin
pressant pour lui, il devient maussade, grognon,
mal à son aise ; il ne faut donc jamais le contrarier
sous ce rapport, de même qu'il ne faudra jamais le
faire veiller tard le soir, si l'on ne veut pas voir
bientôt sa santé s'altérer : en un mot, pour le
mettre, autant que possible, à l'abri de toutes les
maladies auxquelles sa constitution l'expose, il faut
que ses heures de repos soient aussi bien réglées
que celles de ses repas.

Dès le principe on se gardera bien de le bercer
pour l'endormir ; en effet, une fois cette habitude
prise, et il la prend très-facilement, il est très-difficile, impossible même de l'en défaire ; dès qu'il
est couché il crie jusqu'à ce qu'on le berce, pendant
le jour comme pendant la nuit, ce qui devient pour

la nourrice une véritable tyrannie qui la prive de son repos : de plus, malgré l'opinion contraire d'un assez grand nombre de médecins, nous avons la conviction que le sommeil qu'on lui procure par ce moyen, est un sommeil factice qui ne le repose pas aussi bien que celui qui lui arrive naturellement, et qu'il se rapproche beaucoup de l'engourdissement.

Dans son berceau on lui fera toujours tourner le dos au jour et à la lumière qui, s'ils frappaient directement sur ses yeux, pourraient l'incommoder ou lui causer de la fatigue, et dans quelques circonstances donner lieu à une irritation dont les effets ne sont pas sans danger. Enfin, qu'on se le rappelle bien, jamais la nourrice ne le couchera dans son lit avec elle ; les émanations qui s'exhalent du corps des grandes personnes et qui altèrent la pureté de l'air sont très-malsaines pour lui, sans parler de la possibilité de l'étouffer sous les couvertures, ou par des mouvements dont la profondeur du sommeil ôte la conscience, accidents dont malheureusement on n'a que trop d'exemples. Souvent, nous le savons, on ne le prend avec soi que pour éviter qu'il n'ait froid ; mais si l'on a cette crainte, qu'on lui mette aux pieds une bouteille remplie d'eau chaude, et l'on atteindra le même but sans s'exposer à des chagrins pour lesquels il n'y a pas de consolations.

A. *Du lit de l'enfant.* — Personne n'ignorant que le premier lit de l'enfant est une bercelonnette garnie d'une paillasse en paille commune ou en paille de maïs et d'un paillasson, espèce de sac en forte toile, aux trois quarts rempli par de la menue paille d'avoine, nous n'avons rien à dire à cet égard ; mais nous dirons que nous n'approuvons pas l'usage de l'oreiller ou du traversin en plumes, parce que la tête s'y enfonce et qu'ils ont, par conséquent, l'inconvénient d'entretenir autour d'elle une trop grande chaleur dont le résultat est quelquefois de prédisposer aux congestions cérébrales : il est donc plus convenable, à notre avis, de les remplir modérément avec du crin végétal ou du crin ordinaire, matières qui leur donnent plus de fermeté et aussi plus de fraîcheur : nous n'admettons pas davantage l'un sur l'autre, le traversin et l'oreiller, dont la réunion tient trop élevé le buste de l'enfant qui doit être couché, comme nous l'avons déjà dit (page **36**), presque horizontalement, pour que toutes ses fonctions s'exécutent avec régularité pendant son sommeil ; enfin, quand il sera assez fort pour être mis dans un grand berceau, on ne lui posera également qu'un traversin ou qu'un oreiller, et on aura soin que son matelas ne soit pas d'une mollesse qui puisse l'énerver, d'où il suit qu'on bannira toujours de son coucher les lits de plumes : on ne lui mettra pas non plus d'édredon, et on ne l'écrasera pas sous le poids des couvertures, car s'il est bon, impérieux même, qu'il n'ait pas froid, il serait très-nuisible, en le couvrant outre mesure, d'élever la température de son corps au point de trop accélérer la circulation du sang et de provoquer des transpirations qui le fatiguent et l'affaiblissent.

B. *De la chambre qu'habite l'enfant.* — Autant que le permet la position des parents, la chambre où couche et habite l'enfant doit être bien aérée, bien claire, exposée le plus possible au soleil, et située à un étage élevé plutôt qu'au rez-de-chaussée ; on veillera en outre à ce qu'elle ne soit pas humide et à ce qu'il n'y pénètre aucune odeur mauvaise ; car un air étouffé ou chargé d'émanations malsaines, le défaut de jour et de soleil, ainsi que l'humidité, en détériorant peu à peu la constitution de ce jeune être, nuisent à son développement, l'affaiblissent et par conséquent le prédisposent à une foule de maladies parmi lesquelles nous citerons la diarrhée, les vers, les scrofules (humeurs froides), le rachitis (ramollissement et courbure des os). On ne laissera dans cette chambre ni fleurs, ni flacons contenant des parfums, attendu que les fortes exhalaisons qui s'en dégagent, portent sur son cerveau une excitation qui peut donner lieu aux convulsions : on aura soin qu'il ne s'y répande ni poussière, ni fumée, ni vapeur de charbon, qui, lors même qu'elles ne peuvent pas avoir d'effet nuisible pour les grandes personnes qui les respirent, ont cependant quelquefois une fâcheuse influence sur l'enfant, en déterminant un rhume de cerveau, une inflammation des yeux, une gêne plus ou moins grande de la respiration, un véritable commencement d'asphyxie ou une congestion cérébrale : en hiver, cette chambre ne sera jamais ni froide ni chauffée outre mesure, parce qu'un air trop froid devient un principe d'irritation pour la poitrine délicate du petit élève, et qu'un air rendu trop chaud par le chauffage est impropre à l'entretien de la santé et de la vie : sa température devra donc être douce et autant que possible toujours la même.

2° *De l'exercice.* — A partir du quinzième jour après la naissance, à moins que le temps ne soit très-mauvais, il faut faire sortir l'enfant tous les jours, en le couvrant, ainsi que nous l'avons dit (page 11), suivant les exigences de la saison ; le grand air est nécessaire à sa santé, et si on le tient constamment enfermé, quelque vaste que soit l'appartement où il se trouve, il languit et bientôt s'étiole ; son teint, au lieu d'être frais et rose, devient pâle, ses chairs deviennent molles, son embonpoint n'est plus que de la bouffisure : que sera-ce donc alors, on doit le comprendre du reste d'après ce que nous venons de dire il n'y a qu'un instant, s'il est confiné dans une petite chambre souvent obscure et privée de soleil, dans laquelle on satisfait forcément aux nombreuses nécessités du ménage! C'est dans ce cas surtout que non-seulement il faut le faire sortir, mais qu'il faut encore, quand la température le permet, le laisser dehors le plus possible.

La mollesse de ses os, dont nous avons déjà parlé, rend indispensable le soin de varier plusieurs fois par jour la position qu'on lui donne; car une pression trop prolongée sur le même point peut donner lieu à diverses lésions dont nous signalerons les suivantes : s'il est trop longtemps couché sur le dos ou sur le côté, son bassin se déprime en arrière ou vers la hanche ; s'il reste trop longtemps assis sur une chaise ou par terre, c'est sur la région inférieure du bassin ou sur la colonne vertébrale que se produit la déformation, et si on le porte toujours sur le même bras, la compression s'exerçant sur les jambes, ce sont elles qui se plient sur le côté où cette compression a lieu.

On ne doit jamais chercher trop tôt à faire marcher l'enfant, attendu que si les os de ses membres inférieurs n'ont point encore la solidité nécessaire pour supporter le poids du corps, fléchissant sous ce poids, ils subissent dans un sens ou dans l'autre

des courbures qui peuvent constituer pour l'avenir
des difformités désagréables et malheureuses : nous
en dirons autant des articulations des pieds qui,
lorsqu'elles sont trop faibles pour maintenir ces
derniers d'aplomb sur le sol, leur permettent de
s'incliner en dedans ou en dehors, ce qui fait que la
marche a lieu presque sur les chevilles, ainsi qu'il
nous est arrivé souvent de le constater. A quelle
époque devra-t-on donc commencer à faire marcher l'enfant ? Il est difficile d'émettre une opinion
positive à cet égard, et le mieux est de s'en rap-
porter pour cela à l'indication de la nature, qu'on
obtiendra de la manière suivante : une couverture
un peu épaisse étant placée entre quelques chaises
sur le plancher, on y pose plusieurs fois par jour
l'enfant : il s'y agite de toute manière jusqu'à ce
qu'il parvienne à se mettre seul sur son séant ; puis
il s'accroche ensuite aux bâtons des chaises qui
l'entourent, fait de nouveaux efforts pour arriver
à se dresser en entier, et lorsqu'il est parvenu à se
mettre tout à fait debout, il finit par s'y maintenir
plus ou moins longtemps en s'appuyant sur le meu-
ble qu'il tient ; dès lors il est assez fort pour qu'on
puisse sans danger lui faire faire ses premiers pas
en le soutenant avec les deux mains posées sous ses
aisselles.

Quand il commence à marcher seul, le moindre

obstacle pouvant le faire tomber, il est exposé à tout instant à se frapper la tête, dont les contusions occasionnent quelquefois des maladies assez graves du cerveau ; aussi ne faut-il jamais se dispenser de lui mettre un bourrelet ; c'est un usage dont on ne s'écartait pas autrefois et qu'on néglige souvent beaucoup trop aujourd'hui, pour lui donner des coiffures beaucoup plus élégantes, mais en revanche beaucoup moins utiles.

Lorsqu'on veut prendre l'enfant, lui faire franchir un obstacle, ou le faire sauter, il ne faut jamais l'enlever par le milieu ou l'extrémité d'un bras, ni même des deux bras, comme bien des personnes ont l'habitude de le faire ; c'est là une grande imprudence qui a quelquefois pour résultat soit une fracture de l'un des os du bras, soit une luxation (déboîtement), soit une entorse (foulure), de l'articulation de l'épaule ou de celle du poignet ; en conséquence on le prendra toujours par dessous les deux aiselles à la fois. Quand on le fait jouer, on doit aussi toujours avoir présent à l'esprit, nous permettra-t-on cette expression, qu'il est fragile comme un verre, et que tout mouvement trop brusque, que toute secousse un peu trop forte peut lui briser quelque partie osseuse, ou lui causer d'autres lésions dont il ressent quelquefois les effets pendant toute sa vie.

Ce que nous disons ici s'adresse principalement
à ces gens irréfléchis, qui croient faire une plaisanterie, les uns, en saisissant entre leurs deux mains
sa tête, pour le soulever ainsi de terre sans prendre
d'autre point d'appui sur lui ; les autres, en le prenant au-dessus des chevilles pour porter ses pieds
à la hauteur ou plus haut que leur front, en même
temps qu'ils lui recommandent de se tenir bien
roide ; d'autres encore, en le mettant la tête en bas
ou en passant ses bras entre ses cuisses pour lui faire
faire la culbute ; tous jeux très-peu plaisants et qui
peuvent causer de grands regrets ; car, dans le premier cas, tout le poids du corps étant supporté par
les deux premières vertèbres du cou, si l'enfant fait
le moindre mouvement, il peut tomber mort, tout à
coup, comme frappé par la foudre ; dans le second
cas, s'il perd l'équilibre, il peut se rompre, se luxer
(déboîter) les membres, ou se fendre le crâne, et
dans le dernier cas, à la crainte des mêmes accidents, il faut ajouter la possibilité d'une congestion
cérébrale. On doit donc laisser ces genres d'exercices aux saltimbanques, dont le triste métier est
d'exposer journellement leur vie pour tirer un bien
mince salaire de l'amusement plein d'angoisses
qu'ils procurent à leurs spectateurs.

ARTICLE V

DES SOINS QUE RÉCLAME LA RÉGULARISATION DE QUELQUES FONCTIONS.

1° *De la régularisation des fonctions de l'intestin.* — Nous ne parlerons pas ici de la liberté journalière du ventre, attendu que tous les détails qui concernent ce sujet trouveront leur place dans le chapitre suivant, à l'article constipation ; nous nous bornerons donc à dire pour l'instant, que quand l'enfant a atteint sa première année, il faut, autant que possible, l'accoutumer à aller à la selle à un moment à peu près fixe, et le matin principalement : pour cela, on le posera tous les jours à la même heure sur un vase où on le maintiendra quelque temps ; il est rare que les évacuations ne finissent pas par être provoquées par ce moyen, et quand elles se sont renouvelées ainsi plusieurs jours de suite, l'intestin contractant l'habitude régulière qu'on cherche à lui donner, il arrive souvent qu'il la conserve toujours.

2° *De la régularisation des fonctions de la vessie.* — A l'âge de deux ans environ, il faut aussi accoutumer l'enfant à ne plus pisser au lit pendant la nuit ; si l'on attend plus tard, cela passe quelquefois en une habitude qu'il est très-difficile de détruire, qui peut persister pendant plusieurs années, et qui devient alors un défaut dégoûtant et malsain : pour arriver au but qu'on se propose d'atteindre dans ce cas, on fait uriner l'enfant en le couchant, et on le réveille une ou deux fois dans la nuit pour le faire uriner encore, toujours à peu près aux mêmes heures ; petit à petit la vessie, comme l'intestin, s'habitue à se vider à un moment, pour ainsi dire, fixe, et lorsqu'elle est stimulée par le besoin d'expulser l'urine dont elle se trouve remplie, ce besoin réveille l'enfant qui l'exprime aussitôt par ses cris ou en demandant à le satisfaire dès qu'il lui est possible de parler.

3° *Des soins relatifs à la vue.* — Nous avons dit, page 38, qu'en couchant l'enfant il fallait lui faire tourner le dos au jour qui pourrait l'incommoder ; nous ajouterons ici que quand il est éveillé il faut éviter de le conduire dans des endroits trop éclairés ou dans lesquels les corps se meuvent avec trop de vitesse pour être fixés ; dans ces cas, en effet, ses yeux étant fatigués par la vivacité de la lumière, ou se portant avec trop de rapidité d'un objet à un autre, il peut en résulter un clignotement des paupières ou un égarement de la vue dont il est quelquefois difficile de le guérir ; il ne faut pas non plus lui laisser regarder les objets de trop près, ni laisser pendre sur le milieu de son front ou en avant de ses tempes une mèche **de ses cheveux,** un nœud, un cordon, si l'on ne veut pas s'exposer à le faire loucher, habitude qu'alors ses yeux peuvent assez souvent contracter pour toujours : on ne lui laissera jamais regarder longtemps que ce qui est en face de lui et qu'il peut voir distinctement, et pour l'accoutumer peu à peu à apprécier les distances, quand une chose fixera **son attention,** on l'en approchera pour qu'il la touche, et, alternativement, on l'en éloignera.

ARTICLE VI

DES PRÉCAUTIONS RELATIVES A LA PEUR.

Le mot *peur* ne devrait jamais être prononcé devant l'enfant, et, à plus forte raison, ne devrait-on jamais lui faire peur : cependant c'est là une plaisanterie dont s'amusent bien des gens ; c'est là une faute que commettent bien des mères! si les uns et les autres pouvaient se rendre compte des graves accidents que trop souvent ce sentiment détermine, ils trembleraient à la seule pensée de le voir naître chez leur enfant. Le système nerveux est tellement développé chez ce petit être, qu'il en fait une véritable sensitive qu'un *rien* impressionne, et d'un autre

côté le sentiment de sa faiblesse le rend, en général,
naturellement poltron; il ne faut donc pas s'étonner
si une inflexion de voix un peu forte, un regard un
peu sévère, un geste menaçant, une ombre, enfin,
l'effrayent. Quelquefois il a de la peine à s'endormir,
il se tourne, s'agite dans son lit et, suivant son âge,
pleure ou soupire : parfois, pendant son sommeil,
sa respiration est gênée, son visage, son cou et sa
poitrine sont couverts de sueur, on sent son cœur
battre avec force ; d'autrefois il se réveille en sursaut en criant et en appelant les personnes qui sont
près de lui; alors on s'émeut et on cherche bien
loin la cause de ces désordres, qui souvent trouvent
leur raison d'être dans une frayeur ou une émotion
récente qu'on ignore ou qu'on ne se rappelle pas et
qui peuvent devenir, en outre, le point de départ
d'accidents plus sérieux : au lieu de ces simples
désordres, la peur peut aussi donner naissance d'une
manière presque subite aux plus terribles maladies, telles que les convulsions, la danse de Saint-
Guy, l'épilepsie; maladies effrayantes, dont les
deux premières sont difficiles à guérir, et dont
la dernière, incurable, constitue pour la vie une
affreuse infirmité: qu'on se garde donc bien d'ef-
frayer l'enfant! quand il ne voudra pas obéir, qu'on
lui inflige des punitions en rapport avec son âge,
mais qu'on ne le manace jamais de *croque-mitaine*,

de *l'ogre*, de *Barbe-Bleue*, du *loup-garou*, en un mot de tous ces êtres fantastiques dont tant de personnes lui font un continuel épouvantail. On ne l'enfermera jamais non plus dans une cave ou dans tout autre endroit obscur, la terreur pourrait l'y tuer : s'il éprouve de la répugnance pour un insecte ou un de ces reptiles qu'on est exposé à rencontrer dans toutes les promenades, à la campagne surtout, on ne le forcera pas à le toucher, on ne le jetera pas sur lui et on ne l'attachera pas après ses vêtements, toutes choses qui se font trop souvent et qui peuvent avoir de bien cruelles suites : s'il a peur de quelque animal domestique, on caressera ce dernier devant lui pour lui montrer qu'il n'a rien à en redouter, et peu à peu on l'amènera à le caresser lui-même, afin que cet animal, qu'il peut voir à tout instant, ne soit pas pour lui un constant et dangereux sujet de crainte. Quand il sera en âge de se rendre un peu compte de ce qu'il voit et de ce qu'il entend, on l'éloignera avec soin de tous les spectacles qui peuvent vivement l'émotionner; on ne lui contera pas d'histoires de revenants, et on ne lira pas devant lui les détails de crimes qui, les uns et les autres peuvent, quand il est couché dans l'obscurité, l'empêcher de fermer les yeux, ou qui, se retraçant à son esprit quand il dort, peuvent lui causer ces cauchemars ou ces réveils en sursaut dont nous venons de parler. On ne l'effrayera jamais des morts et on ne les lui laissera pas voir comme le font journellement tant d'imprudents ; cette vue l'affecte au delà de toute expression, et son souvenir le poursuit quelquefois longtemps pendant la nuit. Lorsque le soir il craint d'aller seul sans lumière dans une pièce voisine, au lieu de le gronder et de l'y contraindre, il faut l'y encourager en le suivant de loin ; quand à la brune on le promène dehors et qu'un serrement ou un tremblement de sa main annonce qu'un objet ou une ombre l'effraye, après s'être assuré du regard, sans rien dire, de la cause de sa frayeur, on se dirige comme par hasard vers le lieu ou existe cette cause, on lui fait toucher l'objet qui a fait naître sa peur, ou on lui montre ce qui produit l'ombre, et si elle s'agite, on lui donne l'explication de son mouvement.

En suivant la ligne de conduite que nous venons de tracer, on mettra l'enfant à l'abri de toutes les funestes influences de la peur, et l'on finira par l'aguerrir au point qu'il ira seul, sans rien craindre, partout et à toute heure.

ARTICLE VII

DES PRÉCAUTIONS RELATIVES A L'HABITUDE QUE PRENNENT
QUELQUES PETITS ENFANTS DE SE TOUCHER.

Beaucoup d'enfants, presqu'aussitôt qu'ils sont
en robe, prennent l'habitude de porter constamment
la main à leurs organes génitaux, et cette habitude,
à laquelle bien des mères n'attachent pas d'importance, peut se conserver et devenir plus tard un vice
on ne peut plus préjudiciable à la santé. Il n'entre
pas dans notre cadre de parler de toutes les maladies
auxquelles il peut donner lieu, nous dirons seulement en quelques mots que, chez l'enfant déjà grand,
la plus affreuse dégradation du corps, l'abrutisse-
ment de l'intelligence, et souvent même la mort
peuvent en être la suite, et que, chez le tout petit enfant, il faut souvent attribuer à cette habitude certaines inflammations et tuméfactions (enflûres) de
la verge et de la vulve (vulgairement matrice), dont
on chercherait en vain ailleurs la cause. On doit
donc dès le principe, et quelque petit que soit l'enfant, la combattre par tous les moyens possibles.
Quand on s'apercevra qu'il a une tendance à la
contracter, jusqu'à ce qu'il puisse porter un panta-
lon, on ne le laissera jamais dans le jour sans une
couche relevée en forme de caleçon, et pour le

coucher, on l'emmaillottera toujours, sans replier ses langes par le bas. De cette manière on parviendra à la lui faire perdre avant qu'il n'ait atteint l'âge où des moyens plus puissants deviendraient indispensables pour l'en corriger.

CONCLUSION.

Une mère attentive et bien pénétrée de la grandeur des devoirs que son titre de mère lui impose, ne doit, dans aucun cas et sous aucun prétexte, apporter la moindre négligence dans l'accomplissement de ses devoirs : qu'elle n'oublie jamais que les soins les plus puérils en apparence ont cependant une importance réelle : qu'elle n'omette aucune des précautions qui peuvent contribuer à conserver la santé de son enfant, à fortifier son corps, à développer son intelligence : qu'elle ne lui laisse prendre aucune mauvaise habitude, et qu'enfin elle ait toujours présent à l'esprit que la première éducation qu'elle lui donne, est, en quelque sorte, la base de son éducation à venir : alors elle aura dignement rempli sa tâche envers sa famille et la société.

5.

CHAPITRE II

Des maladies les plus fréquentes des enfants.

ARTICLE PREMIER

DE LA CONSTIPATION CHEZ LES ENFANTS.

§ 1. — Définition.

La constipation est cette maladie, ou plutôt cette indisposition, qu'on désigne vulgairement sous le nom d'*échauffement*, et qui consiste dans la difficulté ou l'impossibilité momentanée d'aller à la selle.

§ 2. — Causes.

1° *Age.* — L'âge n'a aucune influence sur la constipation, car elle peut se montrer dès les premiers jours de la naissance et prend alors la dénomination de *rétention du méconium*, ou elle peut survenir à différentes époques de l'enfance.

2° *Constitution.* — Le nouveau-né naturellement faible, qui a souffert en venant au monde, ou qui a été mal soigné après sa naissance, *se vide* moins facilement que les autres, et lorsqu'il est un peu plus avancé en âge, son état de faiblesse générale peut être également pour lui une cause de constipation.

3ᵘ *État de l'intestin et nature des matières qu'il renferme.* — Chez le nouveau-né le resserrement spasmodique (nerveux) de l'anus, et chez lui comme à un âge plus avancé, le peu de force des contractions de l'intestin, ou au contraire sa surexcitation (excitation maladive), peuvent être rangés au nombre des causes de la constipation ; cette dernière dépend encore quelquefois, chez le nouveauné, du trop d'épaisseur du méconium ou de son état trop visqueux (gluant) qui le fait coller à l'intestin, surtout quand il n'est pas délayé par le premier lait de la mère, et à un âge plus avancé l'endurcissement des matières produit par leur accumulation à la suite de garde-robes incomplètes, ou par tout autre motif, peut aussi en empêcher l'évacuation.

4° *Nature des aliments.* — Un lait trop vieux pour le nourrisson, ou échauffé par la nourriture trop excitante ou le travail excessif de la nourrice ; tous les aliments dont la digestion fatigue et affaiblit l'estomac de l'enfant ; les bonbons, les gâteaux, enfin, toutes les sucreries en trop grande quantité, sont encore autant de causes de la constipation.

§ 3. — Symptômes et marche.

1° *Absence des garde-robes.* — Lorsque le nouveau-né a passé quinze, vingt ou vingt-quatre heures après sa naissance sans salir son maillot, on peut en conclure qu'il y a chez lui rétention du méconium ; et si plus tard l'enfant est trente-six à quarante-huit heures sans aller à la selle, il a un commencement de constipation.

2° *État général.* — Dans l'un et l'autre cas, le petit être dont les évacuations n'ont pas lieu éprouve de l'inquiétude, de l'agitation ; il crie ou pleure à tout instant ; son teint devient pâle, et quelquefois prend une couleur jaunâtre ; il n'a plus de sommeil, ou il est toujours assoupi ; son appétit diminue et finit par se perdre entièrement.

3° *État du ventre.* — Le ventre grossit, devient dur, se remplit de vents et résonne alors à peu près comme un tambour lorsqu'on le frappe légèrement avec le doigt : l'enfant a des coliques qu'il exprime en se tordant, et fait des efforts répétés et inutiles pour se débarrasser des matières qui l'incommodent.

§ 4. — Gravité.

Quand la constipation devient opiniâtre, elle peut donner lieu, chez le nouveau-né surtout, à la jaunisse, qui n'est pas toujours sans danger à cet âge, et chez tous les enfants, des convulsions, des congestions cérébrales, une inflammation plus ou moins vive de l'intestin, une diarrhée que quelquefois on ne peut pas arrêter, ou la chute du *fondement*, en sont assez souvent la suite.

§ 5. — Médication maternelle.

Lorsque le nouveau-né ne rend pas son méconium, la mère lui donnera à téter le plus tôt possible, et si les qualités laxatives de son lait ne suffisent pas pour le faire évacuer, on aura recours à un mélange, en quantité égale, de sirop de chicorée et d'huile d'amandes douces, dont on donnera deux ou trois cuillerées à café, et quelquefois plus, si cela est nécessaire, à une demi-heure de distance l'une de l'autre.

Quand l'enfant est plus âgé, la constipation sera combattue par des lavements soit à l'eau de son, soit à l'eau à laquelle on ajoutera gros comme un petit œuf de beurre frais, ou comme une petite noix de savon blanc, ou encore une pleine cuillerée à bouche de miel commun ; on mettra des cataplasmes de farine de graine de lin, entre deux linges, sur le ventre, on fera prendre quelques grands bains : on donnera le matin à jeun une ou deux cuillerées à café de sirop de chicorée pur ; un peu de manne dans du lait, ou du jus de pruneaux : si le lait de la nourrice est déjà vieux, elle le rafraîchira en buvant pendant quelques jours de l'eau d'orge miellée, elle en donnera même quelques cuillerées à son nourrisson ; enfin, si son régime de vie est trop échauffant, elle en changera immédiatement.

Recommandation importante. — Quand les simples moyens que nous venons de conseiller restent sans bons résultats, il faut en appeler aux lumières d'un médecin, et ne jamais se permettre de faire, sans ses avis, un traitement plus actif.

ARTICLE II

DES TRANCHÉES OU COLIQUES DES ENFANTS.

§ 1. — Définition.

Les tranchées ou coliques sont des douleurs qui se font ressentir dans une partie quelconque du ventre, mais principalement dans sa région inférieure (bas-ventre), ainsi qu'autour du nombril, et qui constituent de véritables crises qui cessent et se renouvellent à des intervalles plus ou moins éloignés.

§ 2. — Causes.

1° *Age.* — Quoique l'enfant puisse être atteint de tranchées aussitôt après sa naissance ou dans les premières semaines qui la suivent, c'est cependant de quatre à six mois qu'elles le tourmentent le plus souvent et le plus cruellement; quelques sujets même en éprouvent jusqu'à dix mois ou un an.

2° *Constitution.* — La constitution si nerveuse, si irritable de l'enfant le prédispose déjà naturellement aux tranchées, et si, en même temps, il est faiblement organisé, chétif, si, comme on le dit vulgairement, il vient mal, il y est encore bien plus exposé.

3° *État du tube digestif.* — Les enfants dont l'estomac et l'intestin sont délicats ou affaiblis, chez lesquels les digestions sont mauvaises, et favorisent par conséquent le développement des flatuosités, (vents); ceux dont les selles ne sont pas régulières, qui se trouvent souvent constipés, ou qui ont des vers, sont en général très-sujets aux coliques.

4° *Nature et quantité des aliments.* — Le lait de la nourrice pris à tout moment et en trop grande quantité, ce même lait de mauvaise qualité, trop peu substantiel, c'est-à-dire trop clair, ou rendu irritant et indigeste par l'usage immodéré que fait la nourrice des salaisons, des légumes venteux ou excitants, des épices, des crudités, des liqueurs, du vin pur : tous les aliments plus solides que le lait donnés trop tôt à l'enfant, ou qui, lorsqu'il est en âge de manger, sont trop consistants et trop lourds pour son estomac, voilà encore autant de causes qui peuvent donner lieu aux tranchées.

5° *Froid et humidité.* — Les coliques peuvent aussi être produites par l'impression générale d'un air froid et humide auquel l'enfant a été imprudemment exposé sans avoir des vêtements convebles ; par l'action du froid et de l'humidité sur les pieds et les jambes seulement, ou enfin par l'action longtemps prolongée de l'eau froide sur les mains et les avant-bras.

§ 3. — Symptômes.

1° *État général.* — Les tranchées, avons-nous dit dans notre définition, constituent de véritables crises : ces crises tiennent l'enfant éveillé, ou le troublent brusquemment dans son sommeil : son repos est perdu ; il tortille ses membres, agite sa tête, serre ses petits poings, courbe son corps et pousse des cris entrecoupés dont la violence varie suivant l'augmentation ou la diminution de ses souffrances ; ses traits se contractent, son visage devient rouge, souvent violet, ses yeux se remplissent de larmes, et dans ses courts instants de repos il laisse échapper de gros soupirs.

2° *État du ventre.* — Le ventre est dur, uniformément gonflé en forme de ballon, ou au contraire, gros sur les côtés et légèrement déprimé (rentré) vers sa partie moyenne (au milieu), autour du nombril ; comme dans la constipation, il résonne lorsqu'on le frappe légèrement ; quelquefois, en posant la main sur lui, on y sent rouler des vents qui forment des bosselures vers différents points, et parcourent l'intestin pour s'en échapper de temps en temps par l'anus avec plus ou moins de bruit ; il peut y avoir de la constipation ou des évacuations de matières demi liquides ordinairement d'une couleur verdâtre et d'une odeur aigre.

§ **4.** — Marche progressive des accidents.

Quand les coliques se répètent fréquemment et que leurs différentes périodes se prolongent avec intensité, on voit l'état de l'enfant rapidement empirer : alors il devient faible, languissant et pâle ; son corps se flétrit, ses chairs se ramollissent, sa figure et ses mains maigrissent, son œil perd sa vivacité, des vomissements ont lieu, et quelquefois surviennent des convulsions ou une abondante diarrhée qui vient mettre le comble à l'affaiblissement général.

6

§ 5. — Gravité.

Les coliques, fort heureusement, ne constituent souvent qu'une indisposition peu importante ; mais quand elles donnent lieu aux accidents qui font le sujet du paragraphe précédent, elles peuvent être suivies de la mort : on doit donc comprendre combien il serait imprudent de traiter cette maladie avec légèreté et de ne pas faire tous ses efforts pour y mettre promptement un terme.

§ 6. — Médication maternelle.

Aussitôt que les tranchées se manifestent, il faut faire prendre à l'enfant, par petites cuillerées, une infusion légère de fleurs de tilleul ou de mélisse, de menthe ou de camomille bien chaude, sucrée, et dans chaque petite tasse de laquelle on ajoutera une cuillerée à café d'eau de fleurs d'oranger ; on fera devant un feu clair et flamboyant des frictions plus ou moins prolongées sur le ventre, soit avec la main seule, soit avec un morceau de flanelle imbibée d'huile de camomille camphrée, et on y appliquera ensuite des serviettes chaudes ou des cataplasmes de farine de lin entre deux linges arrosés avec la même huile : on fera prendre quelques bains tièdes à l'eau simple ou préparés avec une décoction de fleurs de tilleul, et on donnera des petits lavements à l'eau de guimauve ou à une légère eau de pavot, et même à la camomille, lorsque l'intestin est gonflé par des vents qu'on y entend rouler.

Recommandation importante. — Aux moyens qui précèdent se borne ce qu'une mère sage et prudente doit se permettre de faire d'elle-même, et si ces moyens sont insuffisants pour amener la guérison, elle se hâtera d'appeler son médecin à son aide.

ARTICLE III

DU VOMISSEMENT CHEZ LES ENFANTS.

§ 1. — Définition.

Le vomissement est un acte par lequel l'estomac se débarrasse des substances qu'il contient en les forçant à remonter dans le gosier, pour arriver jusqu'à la bouche, d'où elles sont envoyées au dehors.

§ 2. — Causes.

1° *Age.* — Les vomissements peuvent survenir à toutes les époques de l'enfance, mais c'est surtout pendant l'allaitement qu'ils se montrent avec le plus de fréquence.

2° *Constitution*. — L'enfant naturellement faible ou affaibli par des maladies ou des mauvais soins, et celui qui est nerveux et facilement irritable y sont en général plus exposés que les autres.

3° *Etat du tube digestif*. — Les principales causes du vomissement sont la faiblesse ou la sensibilité de l'estomac, la présence dans cet organe de matières acides ou de saburre (saletés), son irritation par des substances irritantes, par la répercussion (rentrée) d'une maladie de la peau, par le travail des premières dents, par l'impression du froid et de l'humilité, par une frayeur subite, et aussi par l'influence d'une maladie cérébrale. Le vomissement peut encore être produit par la constipation, les coliques, l'inflammation de l'intestin, l'existence des vers et le développement considérable de vents dans cet organe.

4° *Nature et quantité des aliments*. — Enfin, la plénitude de l'estomac, lorsque l'enfant, dans sa voracité, prend une trop grande quantité de lait en tétant, ou la mauvaise digestion de certains aliments malsains ou trop lourds, tels que la bouillie de froment, la pâtisserie, les fruits crus et les légumes venteux, viennent compléter le nombre des causes de la maladie dont nous parlons.

§ 3. — Symptômes.

Le vomissement qui est produit par le trop de plénitude de l'estomac n'est point, à proprement parler, une maladie, c'est un effort salutaire que fait la nature pour débarrasser cet organe, une simple régurgitation qui a lieu sans effort ni douleur, qui n'est constituée que par du lait pur ou légèrement caillé, et qui, lorsqu'elle ne se prolonge pas longtemps, ne nuit en aucune manière à la santé du nourrisson : par conséquent, les symptômes que nous allons décrire sont ceux du vomissement maladif.

1° *État général*. — Ce vomissement est la plupart du temps accompagné d'un malaise général, de perte du sommeil ou d'assoupissement continuel, d'agitation ou d'abattement, de chaleur et de fièvre.

2° *État du tube digestif*. — La langue est tantôt rouge à sa pointe et sur ses bords, tantôt chargée à son milieu d'un enduit plus ou moins épais blanc ou jaune ; le petit malade est tourmenté par une soif vive que rien ne peut apaiser ; il demande à tout moment à boire, rejette tout aussitôt ce qu'il a bu, et plus il boit plus il vomit : l'appétit se perd et les aliments sont rendus comme les boissons ; le creux de l'estomac devient sensible à la pression, et cette sensibilité s'étend quelquefois dans tout le ventre ; quant aux évacuations intestinales, elles sont naturelles ou varient suivant la cause qui a déterminé la maladie.

§ 4. — Marche progressive des accidents.

Quand ces accidents se sont prolongés pendant quelque temps, il est impossible que l'état de l'enfant ne s'aggrave pas : il rejette alors non-seulement tout ce qu'il prend, mais il vomit encore quand l'estomac est vide, et ses vomissements sont constitués par des matières glaireuses, jaunes ou verdâtres et d'une odeur aigre ou très-mauvaise ; il devient triste, son visage pâlit, ses traits s'altèrent, son corps maigrit, on a souvent de la peine à le réchauffer, en un mot, il dépérit plus ou moins rapidement de jour en jour, et finit par tomber dans un état de marasme (maigreur extrême) auquel viennent bientôt s'ajouter des convulsions on ne peut plus redoutables.

§ 5. — Gravité.

Si quelquefois le vomissement est peu sérieux chez les enfants, il peut en revanche, comme on vient de le voir, épuiser complétement le malade et déterminer des accidents très-graves, qui, malgré tous les efforts de la science, entraînent presque toujours la mort à leur suite ; d'où il résulte qu'il est très-important d'attaquer le mal dès son début.

§ 6. — Médication maternelle..

Lorsque l'enfant ne vomit que par surabondance de nourriture, il faut mettre des intervalles plus longs entre les heures où on lui donne le sein, et le laisser téter moins longtemps chaque fois, afin que la digestion soit plus facile et ait en outre le temps de se faire complétement : de cette manière, on évitera que l'estomac étant trop chargé soit contraint de se débarrasser par le vomissement.

Lorsque, par sa persistance, le vomissement prend le caractère du vomissement maladif, si l'enfant est naturellement nerveux et irritable, on lui fera boire, par petites cuillerées seulement, des infusions de tilleul, de feuilles d'oranger, de mélisse, légèrement sucrées et presque froides ; s'il est faible, son estomac participant à sa faiblesse générale, on fera prendre une infusion amère, telle que celle de petite centaurée, de chicorée sauvage, de pissenlit, ou du sirop d'écorce d'orange à la dose d'une cuillerée à bouche dans un verre d'eau : si la langue est chargée, on donnera le matin à jeun une ou deux cuillerées à café ou une cuillerée à bouche de sirop de chicorée ; si elle est rouge à sa pointe et sur ses bords, on donnera de l'eau de gomme, de l'eau d'orge, de l'eau de son ou de l'eau de guimauve, on mettra de légers cataplasmes sur le creux de l'estomac, et dans tous les cas on veillera avec soin à ce que les mains et les pieds soient toujours chauds.

Recommandation importante. — Lorsque le vomissement ne cède pas *rapidement* à l'action de ces remèdes inoffensifs, il ne faudra jamais attendre que les accidents deviennent plus sérieux pour appeler le médecin, si l'on ne veut pas s'exposer à l'appeler trop tard.

ARTICLE IV

DE LA DIARRHÉE CHEZ LES ENFANTS.

§ 1. — Définition.

La diarrhée est une maladie caractérisée par des évacuations intestinales souvent répétées et parfois involontaires de matières de différente nature, plus ou moins liquides, plus ou moins abondantes, de couleur et d'odeur variables.

§ 2. — Causes.

1° *Age.* — L'enfance est plus sujette à la diarrhée que tout autre âge, et quoique cette maladie puisse

arriver à toutes les époques de la première enfance, c'est du second au troisième mois qu'on
l'observe le plus ordinairement.

2° *Constitution.* — L'enfant d'une faible organisation, ou affaibli par une cause quelconque, est plus
exposé que tous les autres à contracter la diarrhée.

3° *État du tube digestif.* — L'inflammation de
l'estomac et de l'intestin, et, comme dans les maladies précédentes, leur faiblesse naturelle ou leur
fatigue et leur affaiblissement produits par un mauvais régime ; les digestions pénibles, la constipation, les coliques, le travail de la dentition, les vers,
les purgations administrées mal à propos, peuvent
donner lieu à la diarrhée.

4° *Nature et quantité des aliments.* — Une trop
grande quantité de lait, ou un lait de mauvaise
qualité, une bouillie trop épaisse, de la soupe
grasse à une époque trop rapprochée de la naissance, du lard, du miel, de la mauvaise pâtisserie,
des choux, des légumes secs, des fruits verts et
acides, en un mot, tous les aliments indigestes
conduiront à la diarrhée, soit en délabrant, soit en
irritant le tube digestif.

5° *Froid, humidité et habitation.* — Le froid et
l'humidité, soit qu'ils agissent sur tout le corps, soit
qu'ils ne fassent ressentir leurs effets que sur les
pieds et les jambes ou sur les bras, et l'habitation,

toujours nuisible à la santé générale de l'enfant, dans des locaux bas, mal aérés, exposés à des odeurs malsaines, peuvent également occasionner la diarrhée.

6° *Affections morales.* — Enfin, cette maladie peut encore avoir pour point de départ la peur, la jalousie, la colère, l'ennui, par suite du trouble que ces sentiments apportent dans l'exercice des fonctions du système nerveux.

§ 3. — Symptômes.

1° *État général.* — Lorsque l'enfant est affecté de diarrhée depuis quelques jours, son visage pâlit et prend une expression de langueur, ses forces diminuent ainsi que son embonpoint, ses chairs sont moins fermes, il est grognon, rien ne l'amuse, assez souvent il a de la fièvre, et dans ce cas sa peau est chaude et sèche, aux mains principalement.

2° *État du tube digestif.* — La langue est quelquefois dans son état ordinaire, quelquefois au contraire elle est chargée, ou elle est sèche et rouge, ainsi que les gencives et les lèvres ; la soif est vive, et le malade voudrait toujours boire ; souvent il repousse toutes les tisanes chaudes et même il ne désire que de l'eau froide pure ou rougie : l'appétit se perd ou se déprave, c'est-à-dire que l'enfant n'a de goût que pour les crudités, les acides, en résumé pour tous les aliments qui lui sont nuisibles, dans sa position surtout.

3° *État du ventre*. — Le ventre est tantôt mou, tantôt dur, tantôt plat, tantôt gonflé et résonnant, ce qui a lieu lorsque des vents se sont développés dans l'intestin ; il est souvent insensible et quelquefois douloureux à la pression : parfois encore, sous l'influence de cette pression, il se produit un gargouillement assez fort, qui dans d'autres cas a lieu continuellement de lui-même et est presque toujours suivi d'une évacuation.

4° *Nature des selles*. — Comme nous l'avons déjà dit dans notre définition, les matières qui constituent la diarrhée sont plus ou moins consistantes; quelquefois, en effet, elles ressemblent à une purée peu épaisse, d'autres fois elles sont liquides comme de l'eau ; elles sont plus ou moins abondantes et sont rendues avec ou sans coliques ; elles ont fort peu d'odeur ou sont au contraire d'une extrême fétidité ; tantôt elles sont noirâtres ; tantôt, plus ou moins jaunes, elles offrent l'aspect d'un jaune d'œuf imparfaitement délayé dans l'eau ; tantôt elles font sur le linge des tâches semblables à celles qu'y laisserait de l'eau chargée d'une teinture verte, et quelquefois, dans ce cas, au milieu de ces taches, on remarque une grande quantité de petits débris

d'un vert plus foncé que la tache elle-même et assez
semblables à des herbes hachées très-fin ; tantôt,
enfin, elles sont blanchâtres et l'on dirait que ce
sont des aliments sortis, à demi digérés, de l'eau
de riz, ou du pus véritable.

§ 4. — Marche progressive des accidents.

Lorsque la diarrhée se prolonge, le visage du
petit malade pâlit de plus en plus, il prend même
une teinte jaune ; il se couvre de rides nombreuses
vers le front et les joues, qui en même temps se
creusent ; les pommettes deviennent saillantes ; les
yeux, devenus ternes, s'enfoncent dans l'orbite,
semblent s'être agrandis et se cernent d'un cercle
bleuâtre ; les ailes du nez se pincent ; ce dernier
paraît s'allonger, et le visage prend alors tout à fait
l'expression de celui d'un vieillard ou de la figure
d'un singe : la peau est partout terreuse ; la voix se
voile, la force générale diminue de plus en plus ; la
maigreur augmente au point qu'elle permet de voir
facilement la forme et les saillies des os ; la poitrine
paraît rétrécie, et cet amaigrissement général du
corps fait un pénible contraste avec le développement du ventre qui grossit de plus en plus : la bouche
se remplit de muguet (chancre) ; les selles on ne
peut plus liquides et on ne peut plus puantes, n'ont
presque plus d'interruption, et pour nous servir de

l'expression consacrée, rien ne reste dans le corps :
par suite du relâchement de l'anus, fréquemment
le fondement tombe ; l'épiderme qui recouvre le
siége, les organes génitaux, ainsi que toutes les parties voisines, irrité par le contact continuel des
nombreuses évacuations qui ont lieu, s'enflamme
et prend une teinte rouge très-vive qui est souvent
accompagnée de gerçures plus ou moins profondes
ou étendues, toujours extrêmement douloureuses :
enfin, l'enfant est pris de convulsions auxquelles il
ne peut résister, ou il tombe petit à petit dans un
état de consomption qui annonce une mort prochaine.

§ 5. — Gravité.

Si l'on s'est bien pénétré de ce que nous venons
de dire sur les symptômes et sur la marche de la
diarrhée, on comprendra que, dès son début, elle
mérite la plus sérieuse attention, puisque, aban-
donnée à elle-même, elle peut occasionner la mort :
elle sera du reste d'autant plus grave qu'elle sera
causée par une inflammation de l'intestin, qu'elle
datera d'une époque plus éloignée, que les selles
seront plus nombreuses et plus liquides, ou que
l'enfant sera plus jeune et d'une nature plus faible.

§ 6. — Médication maternelle.

Dans aucun cas la diarrhée ne doit être brusquement arrêtée ; mais il faut en amener la cessation petit à petit, en observant une marche pour ainsi dire insensible. Les premiers remèdes à lui opposer sont les boissons adoucissantes et légèrement astringentes, telles que l'eau de gomme, l'eau de riz, ou l'eau de guimauve sucrées avec du sirop de coings ; en même temps on donnera des petits lavements faits avec la racine de guimauve et une cuillerée à café d'amidon ; la racine de guimauve pourra être remplacée par la graine de lin ou le riz, et il sera bon d'y ajouter un peu de tête de pavot quand la diarrhée est accompagnée de coliques. Les bains entiers tièdes, et des cataplasmes arrosés d'huile de camomille camphrée appliqués sur le ventre seront encore utilement employés. La nourrice boira la même tisane que son nourrisson et se soumettra à un régime doux ; enfin on diminuera la quantité des aliments et l'on ne permettra que ceux qui sont de facile digestion.

Recommandation importante. — Si ces moyens ne sont pas suivis de succès, comme il sera nécessaire de chercher dans la cause du mal le remède à lui appliquer, le médecin seul devra en être juge.

ARTICLE V

DU TRAVAIL ET DES ACCIDENTS DE LA PREMIÈRE DENTITION.

§ 1. — Définition.

On appelle dentition ou travail de la dentition, l'ensemble des phénomènes ou symptômes produits par la formation et la sortie des dents. Ces phénomènes, se renouvelant deux fois dans le cours de la vie, ont fait distinguer une première et une seconde dentition. Nous ne nous occuperons dans cet article que de la première, et comme nous avons déjà dit, page 28, de quelle manière s'opère l'évolution dentaire, nous ne parlerons ici que des symptômes qu'elle fournit ou des accidents qu'elle peut déterminer.

§ 2. — Symptômes.

1° *État général.* — Quoiqu'il puisse arriver que le travail de la dentition s'opère sans secousses et sans aucuns désordres ; le plus ordinairement cependant l'enfant pleure, s'agite, ne trouve aucune position bonne, est inquiet, dort mal ; il veut être toujours suspendu au sein, ou, au contraire, il le refuse ; il éternue souvent, tousse un peu, est oppressé, se frotte à tout instant le nez et les yeux qui sont parfois bouffis, très-sensibles à la lumière et le siége d'un larmoiement âcre et incommode. Sa peau est sèche, il a un peu de fièvre, ses joues sont chaudes, et l'une d'elles est quelquefois très-colorée pendant que l'autre est pâle ou dans son état naturel ; d'autre fois son visage et différentes parties de son corps se couvrent de taches plus ou moins rouges et plus ou moins nombreuses, ou de croûtes qu'on nomme vulgairement feux de dents et gourme; dans quelque cas encore il lui survient des douleurs d'oreilles, ou un gonflement, souvent assez fort, des glandes du cou.

2° *État du tube digestif.* — L'enfant bave sans cesse, ses lèvres deviennent sèches et brûlantes, ainsi que ses gencives qui sont en outre d'un rouge vif, molles et très-douloureuses; le filet saillant qui régnait sur leur milieu s'efface, et des petites taches blanches apparaissent vers les points au-dessous desquels les dents font saillie : le petit malade a toujours ses doigts dans la bouche, il y porte, pour les mordiller, tous les objets qu'il peut saisir; il a un léger dévoiement, et quelquefois des vomissements ont lieu.

Tels sont les symptômes ordinaires du travail de la dentition, symptômes qui se prolongent jusqu'au moment où la gencive, ne pouvant plus résister à la pression exercée sur elle, se déchire au centre d'une des taches blanches dont nous venons de parler, et livre passage à la dent qui apparaît au dehors sous la forme d'une petite pointe osseuse : en général, au bout de deux ou trois jours la couronne est entièrement sortie ; alors tout rentre dans l'ordre, et l'enfant reprend ses allures habituelles jusqu'à ce qu'une nouvelle dent veuille percer.

§ **3**. — Variétés dans la marche des accidents.

Lorsque l'évolution dentaire est difficile, ou, pour être mieux compris, lorsque les dents ont de la peine à percer, on observera souvent une fièvre continue ou intermittente qui, ne laissant pas à l'enfant un instant de répit, le fera tomber plus ou moins promptement dans le marasme (maigreur excessive) : chez l'un ce sera une fièvre cérébrale, chez l'autre d'affreuses convulsions, deux cas qui ont souvent ici de terribles conséquences ; parfois il n'y a plus de sommeil, ou il y a un assoupissement continuel, d'autres fois il existe une forte toux nerveuse, un violent rhume de cerveau, une oppression plus ou moins intense, une rétention ou une incontinence d'urine, une inflammation des yeux, un écoulement de sang par les oreilles, ou, chez les petites filles, des écoulements d'humeur par les organes génitaux.

Les gencives, devenues parfois le siége d'une violente inflammation, sont tendues, violettes et tellement douloureuses, que le plus léger contact arrache des cris au malade ; dans quelques cas il s'écoule de leur surface une plus ou moins grande quantité de sang, dans d'autres il s'y développe des ulcérations gangréneuses, et il n'est pas rare d'y voir survenir des aphtes ou le muguet, vulgairement *chancre*, qui l'un et les autres se multiplient avec une effrayante rapidité : ces désordres resteront limités aux points sur lesquels ils se sont développés, ou, se progageant aux parties voisines, ils envahiront toute la bouche, la gorge et l'estomac lui-même. Chez quelques petits malades la bouche ne présentera rien de remarquable, mais ils seront tourmentés par de fréquents vomissements, par une constipation des plus opiniâtres, par de violentes tranchées ou une diarrhée tellement abondante que leurs forces en seront rapidement épuisées.

§ 4. — Gravité.

La dentition est beaucoup plus orageuse chez l'enfant irritable et sensible, ou faible et délicat, que chez celui qui est apathique et indolent, ou d'une bonne santé et fort ; mais en revanche aussi, lorsque l'enfant doué de vigueur éprouve quelque accident grave pendant la pousse des dents, il succombe en général plus promptement que les autres :

la sortie des canines est toujours plus laborieuse que
celle des autres dents, et, lorsqu'elles sortent toutes
ou plusieurs ensemble, leur sortie est plus redoutable que lorsqu'elles arrivent d'une manière isolée ;
enfin, toutes choses égales d'ailleurs, plus leur éruption est tardive, plus elle doit donner d'inquiétude.

§ 5. — Médication maternelle.

A l'époque de la dentition l'enfant sera souvent
promené en plein air, si toutefois le temps le permet ; il sera vêtu suivant les exigences de la saison,
mais on aura toujours soin de ne pas trop lui couvrir la tête ni de la laisser nue ; on lui fera prendre des bains entiers tièdes, plus ou moins prolongés suivant qu'il sera plus nerveux ou plus irritable ;
s'il est faible, il sera avantageux de les lui donner
à l'eau de savon, à l'eau salée ou dans laquelle on
aura fait bouillir des plantes aromatiques ; on
pourra encore, dans ce cas, faire sur tout le corps
des frictions avec un liquide tonique, tel que le gros
vin, l'eau-de-vie camphrée, l'alcool de romarin.
On évitera que le sang ne se porte à la tête, en pro-
menant des cataplasmes sinapisés sur les cuisses et
sur les jambes ; on combattra la constipation, les
vomissements et la diarrhée par les moyens que
nous avons conseillés contre ces maladies, pages 57,
67 et 74.

Pour calmer l'agitation et rendre le sommeil plus paisible, il sera convenable de faire prendre une infusion légère de tilleul, de feuilles d'oranger, ou une cuillerée à café d'eau de fleurs d'oranger dans une petite tasse d'eau sucrée. La nourrice évitera avec soin tout ce qui pourrait l'échauffer, et prendra chaque jour une boisson délayante afin de rendre son lait plus doux et plus salutaire : si l'enfant mange, sa nourriture sera réglée suivant les circonstances : ainsi, lorsqu'il est fort, elle se composera d'aliments légers, et quand il est faible, ses aliments devront être d'une nature plus nourrissante, de manière à le fortifier ; c'est à cette époque surtout qu'on se gardera de donner des boissons excitantes comme le café, le thé, l'eau-de-vie, le vin pur en trop grande quantité. Dans le commencement on fera mâcher à l'enfant un morceau de bois de réglisse, de racine de guimauve pelée, ou tout simplement de croûte de pain, pour faciliter le ramollissement ainsi que l'amincissement des gencives, sur lesquelles on promènera souvent aussi le bout des doigts. Mais plus tard, lorsque leur filet saillant sera effacé, et que la tache blanche située au-dessus de la dent paraîtra sur le point d'être rompue par elle, les hochets d'ivoire seront utiles pour les faire céder plus promptement sous l'influence d'une double pression entre deux corps solides ; avant cette époque on se gardera bien de les employer, parce qu'ils ne feraient alors que durcir les gencives et rendre par conséquent leur *percement* moins facile.

Recommandation importante. — Nous croyons avoir assez indiqué l'importance des accidents de la première dentition, pour que le lecteur en fasse l'objet de sa plus sérieuse attention ; aussi nous contenterons-nous de lui répéter ce que nous lui avons déjà dit, qu'à la première apparence de **danger**, il doit s'empresser d'en appeler aux conseils d'un médecin.

ARTICLE VI

DES VERS CHEZ LES ENFANTS.

§ 1. — Définition.

Quatre espèces de vers peuvent se rencontrer dans le canal alimentaire de l'homme ; mais **nous** ne nous occuperons dans cet article que de celles qu'on observe le plus fréquemment chez l'enfant ; elles sont au nombre de deux, l'ascaride lombricoïde (ver lombric) et l'ascaride ou oxyure vermiculaire.

1° *Ascaride lombricoïde.* — L'ascaride lombricoïde, assez semblable au ver de terre, est **long** de 20 à 30 centimètres, de la grosseur d'une plume d'oie ordinaire, d'une couleur rose pâle, rond et aminci à ses deux extrémités, dont l'une, constituant la queue, présente une légère courbure. Il se tient ordinairement dans le petit intestin, dont les circonvolutions (contours) sont placées dans la partie moyenne (milieu) du ventre, autour du nombril; cependant il n'y reste pas toujours, car il remonte quelquefois dans l'estomac et dans la gorge, ou s'engage dans le gros intestin, et peut sortir par la bouche, par le nez, ou, ce qui a lieu le plus souvent, par l'anus.

2° *Ascaride vermiculaire.* — L'ascaride vermiculaire, qui se rencontre bien moins souvent que l'ascaride lombricoïde, ressemble aux vers que l'on voit dans le fromage; il est d'une longueur de 1 à 2 centimètres, d'un blanc sale, grêle, rond et aminci à ses deux extrémités. On le trouve ordinairement dans le gros intestin, surtout vers sa partie inférieure, d'où il en sort quelquefois un assez grand nombre qui fourmillent dans l'anus en causant d'insupportables démangeaisons. Souvent aussi les enfants le rendent par pelotons.

§ 2. — Causes.

1° *Age et sexe.* — Les vers se montrent plus souvent chez l'enfant qu'à tout autre âge, et le sexe, féminin y paraît plus exposé que le masculin.

2° *Constitution.* — Moins l'enfant est fort, plus il est exposé au développement des vers; il en est de même de celui qui est très-lymphatique (peu sanguin), scrofuleux (atteint d'humeurs froides) ou affaibli par des maladies qui privent les organes, et surtout ceux de la digestion, de leur activité et de leur vigueur ordinaires.

3° *Nature des aliments.* —Les aliments grossiers et indigestes, tels que le pain mauvais ou mal cuit; les choux, les navets, tous les légumes venteux en grande quantité, les fromages, les boissons acidules fermentées, les fruits verts, les légumes crus, le lait aigre, favorisent et déterminent la formation des vers, non pas parce que ces aliments, comme le croient les gens du monde, introduisent dans le corps les germes de ces êtres malfaisants, mais parce que la faible quantité de leurs principes nutritifs ne peut ni soutenir ni réparer les forces générales, non plus que celles du tube digestif sur lequel ils agissent au contraire, en le débilitant (affaiblissant).

4° *Froid, humidité et habitation.* — La production des vers peut encore être due à l'influence des saisons ou des climats froids et pluvieux; à l'habitation dans des lieux malsains, bas, privés d'air, entourés de brouillards, humides, marécageux, et à la privation des vêtements chauds, mauvaises conditions qui ont toujours pour résultat la diminution des forces de l'individu qui se trouve soumis à leur action.

5° *Affections morales*. — On doit en dire autant du chagrin, de l'ennui, de la jalousie, des mauvais traitements, en un mot, de toutes les affections morales tristes.

§ 3. — Symptômes.

1° *État général*. — Le visage est pâle ou alternativement rouge et décoloré ; les yeux sont cernés d'un cercle bleuâtre ; ils sont ternes, sans expression, ou très-brillants ; les pupilles (points noirs) sont dilatées ; parfois l'enfant louche ; le nez est gonflé ou au contraire pincé ; il existe une démangeaison vive et presque continuelle à l'ouverture des narines qui assez souvent sont poudreuses ; il y a des bouffées de chaleur, des bourdonnements d'oreilles ; de l'agitation ou des grincements de dents pendant le sommeil, des réveils en sursaut, des visions fantatisques, de l'inquiétude, de la tristesse, de l'ennui ; il peut survenir de la gêne dans la respiration ou une petite toux sèche ; le cœur bat plus vite que dans l'état ordinaire ; le pouls est un peu fréquent ; il survient même quelquefois une petite fièvre intermittente : l'urine est claire et transparente ou blanche comme de l'eau de riz, épaisse et trouble.

2° *État du tube digestif.* — La langue est chargée au milieu, pâle sur les côtés, rouge à la pointe ; la bouche est pâteuse, amère ou fade, la salive épaisse, abondante ou écumeuse, l'haleine très-mauvaise, surtout à jeun ; tantôt l'appétit est diminué ou perdu, tantôt il est insatiable ou remplacé par des goûts bizarres : la soif est plus ou moins vive ; il survient des hoquets, des rots d'une odeur aigre ; le ventre *gargouille* souvent ; le malade y éprouve des chatouillements, des coliques sourdes, ou il ressent une insupportable démangeaison à l'anus ; les selles restent quelquefois solides, mais plus souvent elles sont liquides, et, dans quelques cas, il y a de la constipation.

§ **4**. — Marche progressive des accidents.

Quand l'enfant est depuis quelque temps tourmenté par les vers, son teint devient d'un blanc mat, plombé ; ses yeux prennent une expression de tristesse, leur blanc devient jaune ; il survient de la surdité ou une perte momentanée de la vue, des rêves effrayants, du délire, des défaillances, une toux convulsive se montrant par quintes, ou continuelle et très-fatigante ; la parole est entrecoupée, les palpitations sont plus violentes, le pouls est dur, rapide, intermittent, il n'est même pas rare de voir les malades en proie à une fièvre lente, ou tourmentés par des vertiges, des bluettes, de fortes douleurs de tête, des saignements de nez, des sueurs d'une odeur très-forte, très-mauvaise ; il peut survenir des mouvements brusques et involontaires dans les membres ou même des convulsions : à ces accidents viennent s'ajouter un sentiment de resserrement et de picotement à la gorge, des nausées, des vomissements de matières claires et aigres, des coliques de plus en plus violentes, des selles abondantes, glaireuses, parfois teintes de sang et provoquant des efforts répétés : l'estomac est le siége d'une douleur qui augmente ou diminue suivant que cet organe est vide ou rempli d'aliments ; le ventre est gros, tendu et sensible à la pression autour du nombril ; enfin il arrive souvent un amaigrissement ordinairement considérable.

Remarque. — Quoique tous les symptômes que nous venons de décrire n'indiquent pas toujours d'une manière positive et absolue l'existence des vers, comme ils coïncident la plupart du temps avec la présence de ces derniers, ils doivent toujours fixer sérieusement l'attention, et les faire fortement présumer lorsqu'il n'en a pas encore été rendu ; car le seul indice certain qu'il en existe, c'est la sortie d'un, de quelques-uns, ou d'une portion de l'un de ces vers, et l'on remarquera qu'il y a beaucoup d'enfants qui en rendent, même en assez grande quantité, sans jamais avoir éprouvé le plus léger malaise.

§ 5. — Gravité.

Si l'on s'est bien pénétré de la gravité du plus grand nombre des accidents que nous venons de décrire, on comprendra que les vers ne constituent pas toujours, chez les enfants, une maladie insignifiante, et combien il est important de les détruire le plus promptement possible, si l'on ne veut pas s'exposer à voir survenir des désordres dont on ne peut pas quelquefois se rendre maître, et dont alors la mort est le résultat.

§ 6. — Médication maternelle.

Il n'est pas toujours facile de détruire les vers; et quelque puissants que soient les moyens auxquels on a recours, bien souvent ils échouent, parce qu'ils n'ont pas été employés avec les précautions nécessaires; voici donc comment il faut procéder :

Le soir, en couchant l'enfant, on lui fait boire une tasse de lait chaud sucré, dans lequel on a fait bouillir une gousse d'ail, ou délayé une petite cuillerée à café de poudre de semen-contra, et le lendemain, à son réveil, on le purge avec de l'huile de ricin à la dose de 5, 10 ou 15 grammes et même plus, suivant son âge, en ayant soin de bien la mêler avec du café à l'eau chaud et sucré, ou avec un peu de sirop de fleurs d'oranger, pour en dissimuler le goût et en rendre l'administration moins répugnante : en agissant ainsi, il est rare que, dès la première fois, on ne réussisse pas à expulser la totalité ou au moins la plus grande partie des vers.

Mais il ne suffit pas d'avoir obtenu ce résultat, il faut encore aviser à ce qu'ils ne se reproduisent point : pour cela il est convenable de faire boire à l'enfant pendant trois jours, le matin à jeun, une tasse de lait avec de l'ail, en tout semblable à la première qu'on lui a donnée, et en le couchant, d'appliquer sur le ventre une fomentation vermifuge, ou un cataplasme fait avec de la farine de lin délayée dans une forte décoction d'absinthe et arrosé avec de l'huile camphrée ; durant le même temps, on lui donnera chaque jour quelques tasses d'une infusion de chicorée sauvage tiède et sucrée, et le quatrième jour on le purgera une seconde fois de la même manière que la première : en outre on lui donnera une bonne nourriture, un peu de vin pur ou coupé avec de l'eau ferrée pour le fortifier, et on lui interdira les légumes ainsi que les fruits aqueux ; on le couvrira de vêtements bien chauds ; il sera même utile de lui faire porter de la flanelle pour le garantir de l'humidité et le défendre entièrement contre les variations de la température. Lorsque le local qu'il habite ne présente pas toutes les conditions de salubrité désirables, et que nous avons indiquées page 40, il faut lui en faire changer, ou l'assainir le plus possible, s'il n'est pas dans le pouvoir des parents de lui en donner un plus convenable.

Recommandation importante. — Quand les moyens que nous venons de conseiller ne produiront pas l'effet qu'on devait en attendre, il faudra recourir à une médication plus énergique, que l'homme versé dans la science a seul le droit de prescrire, et qu'il serait imprudent de confier à d'autres mains que les siennes ; d'où il suit qu'on devra s'adresser au médecin.

ARTICLE VII

DU MUGUET
(VULGAIREMENT CHANCRE.)

§ **1.** — Définition.

Le muguet, désigné ou connu encore sous les noms de millet, blanchet, et même plus vulgairement sous celui de *chancre*, est une maladie qui consiste dans la présence de petits tubercules ou

8.

boutons blancs semblables à la fleur du muguet, et
dont l'éruption a lieu sur la membrane muqueuse
(rose) qui tapisse la bouche et la gorge.

§ 2. — Causes.

1° *Age*. — Le muguet peut se montrer à toutes
les époques de la première enfance et même de
la vie; mais il est beaucoup plus fréquent chez
les enfants à la mamelle, surtout pendant les premiers mois de la naissance, qu'à tout autre âge.

2° *Constitution*. — Il est plus rare chez les enfants qui sont forts et vigoureux, que chez ceux qui
sont délicats, d'une faible constitution, affaiblis par
une longue maladie, ou nés de parents d'une mauvaise santé.

3° *État du tube digestif*. — L'irritation ou
l'inflammation du tube digestif en général, ou seulement celle de la bouche, déterminée par la difficulté de prendre le sein, par le travail de la dentition ou par tout autre état maladif, est la cause
qui le plus souvent donne lieu au muguet.

4° *Nature et quantité des aliments*. — Il est souvent occasionné par l'insuffisance ou au contraire
par la trop grande quantité de nourriture, ainsi que
par la mauvaise qualité du lait; ou, encore, par la
bouillie et le bouillon gras donnés trop tôt, aliments
lourds et de difficile digestion qui, la plupart du

temps produisent dans le tube digestif une inflammation, point de départ du mal.

5° *Température, humidité, habitation et mauvais soins.* — L'habitation dans des lieux malsains; un air humide et froid, ou humide et très-chaud, de même que l'insuffisance des vêtements ou la malpropreté, qui ont tous pour résultat de détériorer la santé de l'enfant, doivent également être rangés au nombre des causes du muguet.

6° *Épidémies, contagion.* — Enfin il peut attaquer, épidémiquement, un grand nombre d'enfants à la fois, dans un même endroit, ou se communiquer par contagion (se gagner), malgré l'opinion contraire de beaucoup de médecins.

§ 3. — Symptômes.

1° *État général.* — Lorsque l'enfant est sous l'influence de l'éruption du muguet, le pouls s'accélère, il survient un peu de fièvre, le visage pâlit, l'enfant est agité, grognon, dort mal, et, dans le plus grand nombre des cas, il survient un peu de rougeur aux fesses ainsi qu'à la partie postérieure des cuisses : quelques jours après l'apparition de ces premiers symptômes l'enfant tête avec moins de plaisir, il se recule même souvent lorsqu'on lui présente le sein; et, lorsqu'il le prend, aux premiers efforts de succion, il crie et refuse de le reprendre.

2° *État du tube digestif.* — Si alors on examine la bouche, on voit qu'elle est partout d'un rouge vif qui s'étend jusque dans le fond de la gorge ; en y introduisant le doigt on sent qu'elle est plus chaude que dans l'état ordinaire, et cette élévation de température se fait sentir sur le mamelon lorsque l'enfant essaye de têter ; le *dedans* de la lèvre inférieure, le dessous de la langue, la luette, sont boursouflés, et ensuite apparaissent des petits boutons blancs, disséminés en plus ou moins grand nombre, sur la membrane qui recouvre la langue, les gencives, les joues, les lèvres, le palais ; il y a de la soif et quelquefois un peu de diarrhée.

§ 4. — Marche progressive des accidents.

Le mal fait rapidement de grands progrès ; le visage prend une couleur terne, jaunâtre ; la fièvre devient très-intense, le sommeil se perd entièrement ; la rougeur des fesses et de la partie postérieure des cuisses devient très-vive ; la même rougeur se montre aux chevilles et aux talons, qui, ainsi que les fesses, la partie postérieure des cuisses et les organes génitaux, deviennent le siége d'excoriations (écorchures) ; l'amaigrissement devient extrême, l'agitation est très-grande, les cris sont continuels, la voix est un peu rauque ou voilée ; ces troubles généraux accompagnent le développement

des boutons qui se rapprochent, se réunissent, et
forment dans toute la bouche une plaque épaisse,
blanche, semblable à une couche de lait tourné :
l'enfant mâchonne sans cesse, ou tire à tout instant
la langue comme pour se débarrasser d'un corps qui
le gêne, et refuse complétement de prendre le sein;
la chaleur et la sensibilité de la bouche augmentent
d'une manière considérable ; le petit malade est en
proie à des vomissements bilieux qui colorent en
vert la couche blanchâtre du muguet; il est tourmenté par une diarrhée violente qui le fait aller à
la garde-robe dix et quelquefois vingt fois par jour,
pour rendre une matière jaune verdâtre : le ventre
grossit, est dur, douloureux à la pression ; puis les
accidents augmentant toujours, l'inflammation de la
gorge acquiert une si grande intensité que le pauvre
petit être ne peut plus avaler; la langue devient
très-sèche, noirâtre, les extrémités se refroidissent
et ce refroidissement ne tarde pas à s'étendre à tout
le corps; le visage se couvre de rides; à l'agitation
succède un complet abattement, les cris sont tellement faibles qu'on les entend à peine, c'est un véritable état de consomption, triste prélude d'une fin
prochaine.

§ 5. — Gravité.

Lorsque quelques grains de muguet se sont mon-

trés, on ne peut jamais savoir ou leur développement s'arrêtera : c'est donc, dès son début, une
maladie que l'on doit considérer comme très-grave,
et qu'on ne doit jamais traiter avec légèreté, car si
on la néglige elle peut se terminer par la mort. Le
muguet aura, du reste, d'autant plus de gravité qu'il
sera déterminé par une inflammation générale et
ancienne du tube digestif, ou qu'il se montrera chez
un enfant affaibli, soit par un mauvais régime, soit
par une longue maladie.

§ 6. — Médication maternelle.

Lorsque la rougeur et la chaleur sont les seules
lésions que présente la bouche, on l'humectera
souvent avec un pinceau ou les barbes d'une plume
trempés dans une décoction de racine de guimauve
ou de graine de lin ; on donnera des tisanes émollientes et adoucissantes, telles que l'eau de gomme,
l'infusion de fleurs de mauve, l'eau de son, l'eau
d'orge, l'eau de gruau, tièdes et légèrement sucrées ;
la nourrice en boira elle-même et se soumettra à
un régime doux : on suspendra toute nourriture
autre que celle fournie par le sein, et si l'enfant ne
tête pas, on ne l'alimentera qu'avec du lait coupé :
on maintiendra constamment sur le ventre un cataplasme de farine de lin entre deux linges ; on fera
prendre des petits lavements à l'eau de son, à l'eau

de guimauve ou de graine de lin; on promènera
des cataplasmes sinapisés sur les cuisses, les jambes
et les pieds; on mettra le petit malade dans des
grands bains à l'eau de son, on le tiendra plus que
jamais dans une très-grande propreté, et on lui
fera respirer un air pur qu'on renouvellera souvent :
lorsque les premiers grains de muguet commence-
ront à paraître, on les touchera sept ou huit fois
par jour avec du miel rosat pur, ou du sirop de
mûres, pour en faire tomber petit à petit les membranes (peaux) qu'on n'arrachera jamais brusquement.

Recommandation importante. — Si, malgré tous
ces soins, les progrès de la maladie continuent, une
main habile et expérimentée pouvant seule en arrêter la marche, le rôle du médecin devra immédiatement commencer.

ARTICLE VIII

DE LA CHUTE DU RECTUM CHEZ LES ENFANTS
(VULGAIREMENT CHUTE DU FONDEMENT.)

§ 1. — Définition.

On désigne, sous le nom de chute du rectum ou
plus vulgairement de chute du fondement, ce dé-

placement en vertu duquel la membrane muqueuse (rose) qui tapisse l'intérieur du dernier intestin, abandonne, par suite de son relâchement, les parties sur lesquelles elle est appliquée, et vient se présenter au dehors par l'ouverture de l'anus.

§ 2. — Causes.

1° *Age.* — La chute du fondement, qui est assez fréquente chez les enfants, s'observe le plus souvent de deux à quatre ans; elle peut cependant exister plutôt; et quelquefois, après être survenue à cet âge, elle peut aussi se prolonger jusqu'à six ou sept ans.

2° *Constitution.* — La chute du rectum est principalement favorisée par l'affaiblissement maladif ou la faiblesse naturelle des enfants ; aussi l'observe-t-on surtout chez ceux qui sont pâles, peu sanguins, sans énergie, et dont les lèvres, l'intérieur de la bouche et des paupières, toutes les membranes muqueuses, enfin, sont décolorées.

3° *État du tube digestif.* — Le relâchement de l'anus, une diarrhée prolongée, la dyssenterie, une constipation opiniâtre, toutes les causes, en un mot, qui obligent les enfants à faire des efforts répétés pour aller à la selle, peuvent produire la chute du rectum; et lorsque cette dernière a eu souvent lieu, elle peut déterminer elle-même une paralysie

de l'anus, dont l'ouverture restant alors béante,
(ouverte), permet à l'accident de se renouveler à
tout instant sous l'influence du plus léger effort, et
de se perpétuer ainsi indéfiniment.

§ **3.** — Symptômes.

La chute du fondement se montre sous l'apparence d'un bourrelet plus ou moins gros et arrondi,
dont la longueur ne dépasse jamais 4 à 5 centimètres ; ce bourrelet qui est rougeâtre, mollasse ou
tendu, peu douloureux, gluant et quelquefois un
peu sanguinolent à sa surface, présente en bas,
dans son milieu, un enfoncement dans lequel on peut
introduire le bout du petit doigt et se trouve plus ou
moins serré en haut par le pourtour de l'anus,
selon que l'accident s'est plus ou moins souvent renouvelé.

§ **4.** — Marche progressive des accidents.

Lorsque la maladie n'est pas combattue, elle
augmente peu à peu d'intensité ; plus fréquemment
sort la tumeur, plus elle devient grosse et plus il est
difficile de la faire rentrer ; alors elle rend les garde-
robes douloureuses, la marche pénible et la position assise difficile ; elle finit par rester constamment au dehors : en outre, exposée sans cesse à l'air
ainsi qu'à des frottements de toute sorte, elle aug-

9

mente encore plus de volume, s'enflamme, s'ulcère
vers différents points d'où il s'écoule du sang et du
pus, et quelquefois elle se gangrène.

§ 5. — Gravité.

Lorsque la chute du fondement est peu ancienne
et peu considérable, la tumeur rentre la plupart du
temps seule, ou si elle reste dehors, la moindre
pression avec les doigts suffit pour la faire rentrer ;
elle n'a, dans ce cas, aucune fâcheuse influence sur
la santé de l'enfant ; mais lorsque l'accident se
renouvelle à tout instant, que la tumeur devient une
cause de gêne et de douleur, qu'elle laisse écouler
du sang, les digestions se font mal, la constitution
se délabre de plus en plus, et le petit malade tombe
dans un état de langueur qui peut amener la mort.

§ 6. — Médication maternelle.

Aussitôt qu'on a reconnu la chute du fondement,
on couche l'enfant sur le dos, *le derrière* élevé, les
jambes et les cuisses fléchies sur le ventre, et l'on
pousse doucement, avec les doigts, la tumeur dans
l'ouverture de l'anus pour la faire rentrer ; aussitôt
qu'elle a disparu, pour éviter que l'accident ne
se renouvelle, on bassine souvent l'anus avec de
l'eau froide, avec une décoction de roses de provins,
de l'eau blanche également froides, ou tout simple-

ment avec du vin; il sera bon même d'appliquer et de maintenir sur l'anus des compresses trempées dans les mêmes liquides : si l'enfant est affecté de constipation ou de diarrhée, on combattra ces deux états par les moyens que nous avons indiqués pages 57 et 74, et s'il est d'une faible constitution ou s'il est affaibli par quelque maladie, il faudra, pour le fortifier, lui donner une bonne nourriture et lui faire boire du vin coupé avec de l'eau ferrée; on fera prendre en hiver des bains chauds avec du sel, du vin, ou une décoction de plantes aromatiques, et, dans la belle saison, des bains froids.

Recommandation importante. — Quand par tous ces moyens on ne parvient pas à empêcher le retour du mal, il faut se hâter de demander au médecin d'y apporter remède.

ARTICLE IX

DU CORYZA CHEZ LES ENFANTS

(VULGAIREMENT RHUME DE CERVEAU.)

§ 1. — Définition.

Le coryza, vulgairement appelé rhume de cerveau, est l'inflammation aiguë ou chronique de la membrane muqueuse (rose) qui tapisse les fosses nasales (intérieur du nez).

§ 2. — Causes.

1° *Age*. — Quoique le coryza puisse survenir à tous les âges, l'enfance paraît cependant plus disposée à le contracter, surtout pendant les premiers mois de la vie.

2° *Température et humidité*. — On l'observe principalement dans les saisons où la température est très-variable, comme au printemps et en automne : il est presque toujours la suite du refroidissement général du corps, ou des pieds seulement, et surtout de la tête, ainsi que cela peut avoir lieu lorsqu'on fait passer brusquement l'enfant d'une chambre chaude dans une chambre froide, que sa transpiration s'arrête brusquement, qu'on le laisse marcher pieds nus sur le sol humide, ou que, négligeant de le changer, on laisse longtemps ses membres inférieurs baignés dans son urine : la chaleur d'un feu trop vif, celle du soleil sur la tête, ou l'action de ses rayons sur les yeux, sont encore des causes très-fréquentes du coryza chez les enfants.

§ 3. — Symptômes.

1° *État général*. — L'éternument est le premier symptôme du coryza ; puis bientôt survient

un peu de fièvre ; l'enfant est inquiet ou accablé ;
son sommeil est troublé, il se frotte à tout instant
le nez ; ses yeux sont rouges, larmoyants ; sa respiration est gênée, bruyante ; il a toujours la bouche
ouverte, et quand il la ferme il se fait un sifflement
dans ses narines.

2° *État du nez.* — Au début de la maladie, l'intérieur du nez est rouge, sec et un peu gonflé ; mais
au bout de vingt-quatre ou trente-six heures, plus
ou moins, il commence à s'en écouler un liquide
incolore, clair comme de l'eau, ou légèrement
visqueux (gluant), qui est jeté au dehors avec
abondance pendant les éternuments, et qui, humec-
tant sans cesse la lèvre supérieure ainsi que le
pourtour des narines, y produit souvent une assez
vive irritation, caractérisée par une rougeur plus ou
moins intense et un léger gonflement ; puis ce
liquide s'épaississant peu à peu devient d'un blanc
opaque, pour prendre après une couleur jaune verdâtre.

§ 4. — Marche progressive des accidents.

Le plus généralement, les symptômes du coryza
se bornent à ceux qui précèdent, et la guérison
arrive au bout de peu de jours, huit à dix environ ;
mais dans quelques cas la marche de la maladie
n'est pas aussi simple : ainsi, les matières qui s'é-

coulent du nez deviennent de plus en plus épaisses, se dessèchent à l'ouverture externe des narines qu'elles bouchent plus ou moins complétement; la respiration alors devient de plus en plus difficile, bruyante; l'enfant est agité, ne dort pas, crie et porte sur son visage l'expression de sa gêne et de ses souffrances; ne pouvant plus respirer que par la bouche, chaque fois qu'il prend le sein, il est obligé de le quitter après une ou deux succions, pour reprendre haleine, et, par conséquent, comme il lui est impossible de satisfaire sa faim, il ne tarde pas à succomber à la suite d'un épuisement causé par la fatigue, la douleur et le besoin : dans d'autres cas, enfin, il se manifeste des signes évidents d'irritation cérébrale, tels qu'un assoupissement profond et quelquefois même des convulsions.

§ 5. — Gravité.

D'après ce que nous venons de dire, on voit que le coryza des enfants doit toujours être considéré comme une maladie grave; sa marche, en effet, est quelquefois si rapide qu'en trois ou quatre jours il peut amener la mort; quand il ne se termine pas d'une manière si promptement fatale, il peut passer à l'état chronique, se perpétuer alors indéfiniment et donner lieu à des ulcérations de la membrane muqueuse (rose) ou à des caries des os du nez.

§ 6. — Médication maternelle.

On commencera par tenir l'enfant dans une chambre chaude ; on diminuera la quantité de ses aliments ; s'il lui est difficile de prendre le sein, on suspendra momentanément l'allaitement pour donner de temps en temps, avec précaution, quelques cuillerées de lait coupé avec de l'eau de gruau, afin de lui éviter une fatigue qui ne peut qu'aggraver son état : on fera prendre des tisanes adoucissantes, telles qu'une légère eau de guimauve, de l'eau de gomme, une infusion de fleurs de mauve, ou des boissons légèrement laxatives, telles que le jus de pruneaux sucré, ou de l'eau miellée : on étendra sur le front et sur la racine (haut) du nez des corps gras et adoucissants ; on promènera des cataplasmes sinapisés sur les cuisses, les jambes et les pieds qu'on maintiendra en outre dans une constante chaleur, en les enveloppant avec de la ouate recouverte d'un morceau de taffetas gommé.

Recommandation importante.—Si, malgré tous ces moyens, la maladie ne se termine pas dans l'espace de huit à dix jours, dans la crainte qu'elle ne s'aggrave ou ne passe à l'état chronique, la mère devra s'empresser d'appeler son médecin.

ARTICLE X

DE L'ANGINE COUENNEUSE CHEZ LES ENFANTS.

§ 1. — Définition.

L'angine couenneuse est une inflammation de la gorge, caractérisée par des fausses membranes (petites peaux) jaunâtres, plus ou moins épaisses, qui se forment sur toutes les parties enflammées.

§ 2. — Causes.

1° *Age*. — L'angine couenneuse peut se montrer à tous les âges ; mais l'enfant la contracte beaucoup plus facilement que les adultes (grandes personnes).

2° *Froid et humidité*. — L'action prolongée du froid et de l'humidité, le refroidissement subit du corps lorsqu'il est en sueur, le refroidissement du cou ou des pieds seulement, et le refroidissement produit par le brusque passage d'un endroit chaud dans un endroit froid, sont les causes qui déterminent principalement l'angine couenneuse.

3° *Épidémies, contagion*. — Cette maladie peut régner épidémiquement, c'est-à-dire attaquer à la fois un grand nombre d'individus dans une même localité, ou se communiquer par contagion, ce qui exprime qu'elle peut se transmettre d'une manière quelconque d'un individu à un autre (se gagner.)

§ **3**. — Symptômes.

1° *État général.* — D'abord une fièvre assez vive se manifeste, puis les mouvements du cou sont gênés, quelquefois même il y a un léger torticolis ; les glandes du cou et celles qui se trouvent sous la mâchoire s'engorgent (grossissent) et deviennent dures ; ordinairement le visage est pâle, légèrement bouffi, les yeux, un peu rouges, sont larmoyants.

2° *État de la gorge.* — L'enfant a un peu de peine à avaler ; la gorge se montre en premier lieu d'un rouge vif et luisant ; en même temps il existe un gonflement notable des amygdales et de la luette ; puis après un temps qui varie de quelques heures à deux ou trois jours, on voit apparaître sur elles et sur le voile du palais, des petites plaques d'un blanc jaunâtre, assez épaisses ; ces plaques s'agrandissent et s'étendent irrégulièrement sur les parties que nous venons de nommer ; la luette même en est quelquefois enveloppée comme un doigt de gant.

§ **4**. — Marche progressive des accidents.

Les fausses membranes envahissent bientôt tout le fond de la gorge et se propagent dans le larynx (partie supérieure des conduits de l'air) où elles constituent le croup : ou bien elles se propagent dans le conduit interne des oreilles et dans les fosses nasales (intérieur du nez), d'où elles gagnent les paupières par le canal qui amène les larmes des yeux dans les narines : lorsqu'elles pénètrent dans le nez, le signe le plus évident de leur invasion vers ce point, c'est l'apparition d'un coryza (rhume de cerveau) s'accompagnant d'un écoulement clair et sans odeur, mais qui insensiblement acquiert une grande fétidité ; en même temps que cet écoulement se fait par les narines, il survient une ou plusieurs fois par jour des saignements de nez ; un peu plus tard ce dernier se gonfle, on voit dans son intérieur des fausses membranes (petites peaux) qui souvent débordent ses ouvertures, et ne tardent pas à se reproduire sur la lèvre supérieure si elle est le siége de quelque écorchure : les glandes du cou s'engorgent de plus en plus, et deviennent quelquefois d'une grosseur effrayante ; le larmoiement augmente aussi avec intensité, le visage est d'un blanc mat, l'appétit se perd complétement, l'haleine est fétide, le pouls est petit, fréquent, serré : l'empoisonnement, car c'en est un véritable, devenant général, la plus petite écorchure, la plaie la plus légère, la surface des vésicatoires que peut porter le malade, les piqûres de sangsues elles-mêmes, se couvrent des mêmes fausses membranes qui, quelquefois enfin, font irruption sur les organes génitaux des petites filles.

§ 5. — Durée.

La durée de l'angine couenneuse est ordinairement de quinze à vingt jours; quelquefois elle **peut** être plus longue; mais le plus souvent, malheureusement, cette cruelle maladie amène la mort **en** beaucoup moins de temps: on a vu cette triste **fin** survenir en deux ou trois jours.

§ 6. — Gravité.

L'angine couenneuse est toujours, dans tous **les** cas, une des maladies les plus graves dont l'enfant puisse être atteint; mais toutefois, sa gravité varie un peu suivant sa cause et son siége; ainsi, quand elle règne d'une manière épidémique, elle fait les plus affreux ravages, et quand elle s'est étendue jusqu'au nez, elle est le plus souvent mortelle; de plus, lorsqu'on en guérit, elle peut laisser à sa suite une paralysie locale ou générale.

§ 7. — Médication maternelle.

Le traitement le plus énergique et le plus promptement appliqué étant la seule chance de salut dans l'angine couenneuse, aussitôt qu'avec une fièvre assez vive, l'enfant a un peu de peine à avaler, qu'en examinant sa gorge on y voit une rougeur intense, luisante, que les mouvements du cou paraissent gênés ou que le plus léger gonflement se manifeste sur les côtés de ce dernier, *il faut en toute hâte appeler le médecin ;* si déjà on aperçoit alors un commencement de fausses membranes, pour ne pas perdre, en l'attendant, un temps précieux, la langue étant abaissée au moyen d'une cuiller, on insufflera avec un tuyau de plume de la poudre d'alun dans la gorge, et si l'on n'a pas d'alun sous la main, on lancera avec une petite seringue une eau fortement salée sur toutes les parties malades.

Recommandation importante. — Les moyens dont nous venons d'indiquer l'usage, n'ont pour but que de retarder un peu les progrès de la maladie, et nous ne pouvons trop le répéter, *on doit avant tout,* s'empresser d'appeler le médecin.

ARTICLE XI

DU CROUP.

§ 1. — Définition.

Le croup est une inflammation des conduits de

l'air, inflammation qui a le plus souvent son siége dans le larynx, leur partie supérieure, et qui est caractérisée par une rapide production de fausses membranes (petites peaux) plus ou moins épaisses, et plus ou moins fortement adhérentes (collées) à la surface de la partie affectée (malade).

§ 2. — Causes.

1° *Age, sexe et prédispositions de famille.* — Quoiqu'il soit bien constaté que le croup puisse attaquer les adultes (grandes personnes), il se montre cependant si souvent dans l'enfance, qu'on doit le considérer comme une maladie particulière à cet âge : rare dans les trois premiers mois de la vie, c'est de un à huit ou dix ans qu'on l'observe le plus fréquemment, et il devient de plus en plus rare à mesure qu'on s'éloigne de la douzième année. Les garçons en sont plus souvent frappés que les filles, et il existe certaines familles chez lesquelles une funeste prédisposition fait qu'aucun des enfants qui la composent ne peut en être épargné.

2° *Constitution.* — Malgré l'opinion contraire émise par quelques auteurs, la constitution ne paraît pas exercer une influence particulière sur le développement du croup; car si le tempérament sanguin en est souvent atteint, les tempéraments lymphatique et nerveux y sont également exposés.

10

3° *Mauvais soins et habitation.* — Les enfants élevés dans la mollesse, ceux qui, au contraire, sont mal vêtus, mal nourris, comme ceux qui sont logés dans des habitations basses, humides, sombres, en un mot, malsaines, sont fréquemment atteints du croup.

4° *Température et humidité.* — Outre qu'il peut être déterminé par un refroidissement subit, le croup se montre le plus ordinairement dans les saisons froides et humides, ou alternativement humides et chaudes; aussi le voit-on surtout en automne, en hiver, au commencement du printemps, et apparaît-il encore avec préférence dans les lieux bas, sur le bord des marais, des lacs, des fleuves et dans le voisinage de la mer, grandes collections (amas) d'eau dont l'influence doit être attribuée à l'humidité qu'elles répandent dans l'air.

5° *Épidémies, contagion.* — Le croup règne souvent sous forme épidémique (mauvais air qui court), et ses épidémies peuvent envahir une contrée entière, se borner à une petite localité, ou frapper un seul établissement, tel qu'un couvent, un pensionnat : quant à sa contagion (possibilité de se gagner), elle n'est pas admise par tous les médecins; mais comme c'est une maladie de la même nature que l'angine couenneuse, nous pensons que quand dans une famille composée de plusieurs enfants,

l'un d'eux en est atteint, il est toujours prudent d'é-
loigner les autres.

6° *Maladies diverses.* — Enfin, le croup survient
souvent aussi après la petite vérole, la rougeole, la
scarlatine, et plus souvent encore après la coqueluche, ou conjointement avec l'angine couenneuse.

§ **3.** — Symptômes.

1° *État général.* — Au début, l'enfant éprouve
du malaise, des frissons légers, la peau est chaude,
le pouls bat plus vite, il existe de la tristesse, de
l'abattement, de l'inquiétude, de l'assoupissement,
ou de l'agitation pendant le sommeil; la tête, pe-
sante, s'incline sur les épaules; les glandes, qui se
trouvent sous la mâchoire, sont un peu gonflées et
douloureuses à la pression; l'appétit est diminué,
l'haleine est fade et désagréable; parfois il y a du
coryza (rhume de cerveau) avec écoulement plus
ou moins épais, jaunâtre, par les narines et même
présence de fausses membranes dans ces dernières,
si le croup a été précédé par l'angine couenneuse.

2° *État de la gorge.* — Si l'enfant peut parler,
il se plaint de souffrir à la gorge, et s'il est trop
jeune pour exprimer sa douleur par ses paroles, il
l'indique par l'expression de souffrance avec laquelle il porte la main vers la région antérieure
(sur le devant) du cou : si alors on examine le fond

de la bouche, on voit que les amygdales sont un peu rouges et gonflées, et, dans quelques cas, parsemées de petits points blancs.

3° *Nature de la toux et de la voix.* — Le petit malade tousse surtout pendant la nuit ; mais sa toux, légère d'abord, n'offre encore rien de particulier, c'est celle d'un rhume ordinaire, et la voix est légèrement enrouée.

Remarque. — Les symptômes que nous venons d'énumérer, signes précurseurs de l'affreuse maladie dont nous parlons, peuvent ne persister au même degré que pendant vingt-quatre heures, ou peuvent, au contraire, se prolonger pendant quatre cinq et même huit jours, après lesquels se manifestent les symptômes caractéristiques du croup qui, du reste, sont tout à fait les mêmes, dans les cas très-rares où il débute brusquement et sans s'être annoncé par aucun signe avant-coureur.

§ 4. — Marche progressive des accidents.

Le plus souvent, c'est au milieu de la nuit ; l'enfant, réveillé en sursaut, jette un cri comme s'il était poursuivi par un songe qui l'effraie, et, presque aussitôt, survient un accès de toux : dans cet accès, toujours extrêmement violent et accompagné de suffocation, la toux est tantôt sourde, tantôt sonore, tantôt aiguë, sifflante, tantôt semblable au cri d'un coq, aux aboiements d'un chien, mais le plus ordinairement elle est rauque et bruyante : elle est accompagnée de l'expulsion de mucosités (glaires) plus ou moins épaisses, quelquefois teintes de sang et rejetées au dehors par des secousses de vomissement : en même temps, l'inspiration (entrée de l'air) est sifflante, la face est rouge, gonflée, couverte de sueur ; les yeux hagards expriment la frayeur, le pouls est fréquent, entrecoupé, tantôt fort, tantôt faible ; les artères du cou battent avec force et ses veines forment sur les côtés deux gros cordons bleuâtres ; enfin, l'enfant renverse sa tête en arrière, tous ses membres semblent s'agiter convulsivement et la douleur qu'il ressentait déjà vers la région antérieure (en avant) du cou est exaspérée par les efforts de la toux.

Ce premier accès, qui dure plus ou moins longtemps, est suivi de quelques instants de calme, après lesquels surviennent de nouvelles quintes, dont la violence, la durée et la fréquence augmentent à mesure qu'elles se renouvellent. Les matières vomies changent alors de nature, elles deviennent gluantes, floconneuses et finissent par entraîner des débris de fausses membranes (petites peaux) plus ou moins larges, aplatis, ou de la forme d'un tube.

Au commencement, dans les intervalles qui séparent ces quintes, la voix est assez semblable à

10.

celle d'une personne qui parlerait à l'ouverture d'un tuyau d'airain, mais à mesure qu'elles se répètent, elle s'affaiblit, s'éteint complétement, et quand le malade veut parler, on n'entend plus qu'un souffle ou un sifflement. La respiration est pénible; l'enfant, sans parler ni tousser, fait entendre un ronflement continuel produit par la difficulté qu'éprouve l'air à traverser ses conduits naturels; cette difficulté, s'exaspérant par accès et en raison de l'exaspération du mal, finit par devenir telle, que le petit malade, se dressant quelquefois brusquement sur son séant, fait des efforts inouïs pour aspirer un peu d'air, porte avec une sorte de rage désespérée la main à la région antérieure (sur le devant) du cou, qu'il déchire comme pour en arracher ce qui l'étouffe, et veut à tout instant s'élancer hors du lit, comme s'il pouvait par là échapper au danger qui le menace; la face présente une teinte de plus en plus livide et plombée, quelquefois d'un jaune cire ou violacée; elle est bouffie, les lèvres sont bleues, la tête est plus fortement renversée en arrière; une sueur froide, abondante et visqueuse (gluante) ruisselle sur tout le corps; l'urine charrie souvent une matière blanche qui se dépose au fond du vase; le cou se gonfle d'une matière considérable vers sa région antérieure (sur le devant), où la douleur devient de plus en plus violente; le sifflement qui s'entendait dans la gorge est on ne peut plus fort, les extrémités sont glacées et livides (de couleur plombée).

Au milieu de tous ces désordres, les facultés intellectuelles (la connaissance), dans le plus grand nombre des cas, se conservent libres et intactes; mais les forces s'épuisant petit à petit, à l'affreuse agitation que nous venons de décrire, succède un grand abattement, bientôt remplacé lui-même par un état comateux (assoupissement profond). Alors les inspirations courtes, précipitées, saccadées, n'introduisant plus dans la poitrine qu'une quantité d'air trop faible pour l'entretien de la vie, la mort ne tarde pas à arriver par suite d'une asphyxie progressive.

§ 5. — Variétés dans la marche des accidents.

La marche du croup est ordinairement continue, mais, dans quelques cas, elle peut présenter des instants d'intermittence; ainsi, l'enfant tranquillement endormi est brusquement réveillé par une quinte de toux qui, après avoir duré plus ou moins de temps, se calme pour être remplacée par un sommeil paisible; au bout d'une demi-heure ou d'une heure, il est réveillé de nouveau par un accident semblable, que vient remplacer un nouveau temps de sommeil, et ainsi de suite plusieurs fois, jusqu'à

ce que la maladie prenne enfin son cours habituel :
d'autres fois, après plusieurs accès qui se sont
promptement succédé, l'enfant finit par se ren-
dormir et arrive ainsi, sans nouvelles atteintes,
jusqu'au matin ; à ce moment son réveil peut être
signalé par le retour des accidents, ou au contraire,
aussitôt qu'il ouvre les yeux, gai et bien portant en
apparence, il se livre sur son lit à ses petits jeux, et
ce n'est que dans la journée ou le soir que la maladie le frappe de nouveau pour ne plus s'arrêter.

§ 6. — Durée.

Dans l'immense majorité des cas la durée du
croup est de trois à cinq jours ; quelquefois il se
prolonge pendant neuf à dix jours, on l'a vu même
durer de quinze à vingt jours, et assez souvent,
enfin, il amène la mort en quelques heures.

§ 7. — Gravité.

Ainsi qu'on a pu s'en convaincre par les symptômes que nous venons de décrire, le croup est
toujours une maladie on ne peut plus grave, contre
laquelle les soins les mieux entendus et les plus
prompts sont souvent impuissants ; il enlève communément, en effet, les deux tiers de ceux qu'il atteint, et l'on doit surtout craindre qu'il ne se termine par la mort quand il règne d'une manière

épidémique, quand l'enfant est naturellement faible ou qu'il est affaibli par quelque maladie ; il faut encore ajouter que, quand on en guérit, semblable à l'angine couenneuse, il donne quelquefois lieu à une paralysie locale ou générale.

§ 8. — Médication maternelle.

Le premier devoir d'une mère, dont l'enfant est atteint du croup, *est d'envoyer chercher son médecin aussitôt que les symptômes de cette affreuse maladie se manifestent ;* mais, comme il est très-important d'attaquer le mal dès son début, si l'on ne veut pas que la mort en soit la suite inévitable, en attendant l'arrivée de l'homme de l'art, on donnera du sirop d'ipécacuanha par cuillerées à bouche de dix en dix minutes jusqu'à ce que les vomissements aient lieu, et si, malgré cela, avant son arrivée, les accidents se renouvellent, on fera vomir encore hardiment et sans la moindre hésitation, car, dans ce cas, le vomissement est la seule chance de salut ; en outre, on aura le soin de garder les matières rendues pour les montrer au médecin ; quand l'enfant aura vomi, on lui fera boire une tisane adoucissante telle qu'une infusion de fleurs de mauve, des quatre fleurs ou de coquelicot tiède et légèrement sucrée, en même temps qu'on promènera des cataplasmes sinapisés sur les cuisses et sur les jambes; mais qu'on se garde bien surtout de suivre les pernicieux conseils des commères, et de poser des sangsues soit au cou, soit au siége, ou d'appliquer sur la tête des compresses imbibées soit d'eau froide, soit même d'eau sédative.

Recommandation importante. — Les moyens que nous venons de conseiller n'ont pour but que de faire employer utilement un temps dont toutes les minutes doivent être précieusement comptées, et, comme nous l'avons déjà dit pour l'angine couenneuse, nous ne pouvons trop répéter ici *qu'il faut avant tout* se hâter d'appeler le médecin.

ARTICLE XII

DU FAUX CROUP.

§ 1. — Définition.

Le faux croup est une maladie nerveuse du larynx (partie supérieure des conduits de l'air), et il ne donne lieu à la formation d'aucune fausse membrane.

§ 2. — Causes.

1° *Age et sexe.* — Le faux croup attaque le plus souvent les enfants depuis un jusqu'à six ou sept ans, rarement ils en sont pris au delà de cet âge. Les deux sexes y paraissent également exposés.

2° *Constitution*. — L'étroitesse du larynx peut être considérée comme une cause prédisposante de cette maladie, et certains individus sont organisés, sous ce rapport, de manière à l'avoir plusieurs fois : il est encore certains enfants chez lesquels tous les rhumes débutent par un ou deux accès de faux croup.

3° *Soins*. — Les soins, bons ou mauvais, n'ont aucune influence sur la production de cette maladie, car on l'observe plutôt chez les enfants riches que chez les pauvres.

4° *Affections morales*. — Les émotions morales vives que l'enfant aura éprouvées dans la journée, doivent être rangées au nombre des causes du faux croup, surtout si la conformation de son larynx l'y prédispose déjà.

5° *Épidémies*. — Le faux croup ne se montre jamais sous la forme épidémique (mauvais air qui court).

§ **3**. — Symptômes.

1° L'enfant se couche en pleine santé et s'endort paisiblement comme à l'ordinaire : tout à coup pendant la nuit, rarement le matin, il est réveillé par une toux sèche, rauque, sonore ou éclatante, sans répit.

2° Il y a de la suffocation, et cette gêne si brus-

que, si violente de la respiration lui cause une terreur extrême ; il veut crier, mais les secousses de
la toux l'en empêchent : la face est rouge, couverte
de sueur, les lèvres sont violettes, les veines du cou
sont gonflées comme dans un accès de vrai croup.

3° Il n'y a pas de fièvre, pas de chaleur à la peau,
pas de douleur à la gorge qui ne présente ni rougeur ni gonflement des amygdales ; les glandes qui
se trouvent sous la mâchoire ne sont, non plus, ni
gonflées ni sensibles au toucher.

§ 4. — Marche décroissante des accidents.

Après une ou quelques heures pendant lesquelles
plusieurs accès de moins en moins graves ont eu lieu,
le calme revient; l'enfant tousse bien un peu dans
la journée, mais de loin en loin; la toux conserve
encore quelque chose de rauque, et la voix, quoique
enrouée, est cependant distincte : pourtant vers le
soir et la nuit suivante les accès peuvent se renou
veler ; toutefois ils sont moins violents et moins
longs que les premiers ; enfin, au bout de deux ou
trois jours, la toux devient plus humide et prend
peu à peu le caractère de celle d'un simple rhume.

§ 5. — Durée et gravité.

Comme on vient de le voir, la durée du faux croup
peut être d'un à deux ou trois jours. Quant à sa gra-

vité, il n'en a pas par lui-même ; il ne devient grave que quand il se complique (s'accompagne) de fluxion de poitrine ou d'angine couenneuse.

§ **6**. — Caractères qui font distinguer le faux croup du vrai croup.

Le faux croup pourra se distinguer du vrai croup par les caractères suivants :

1° Dans le faux croup il n'y a ni fièvre ni chaleur à la peau, dans le vrai croup il y en a.

2° Dans le faux croup il n'y a ni douleur à la gorge, ni rougeur, ni gonflement des amygdales; tous ces accidents existent dans le vrai croup.

3° Dans le faux croup les accès, à mesure qu'ils se renouvellent diminuent d'intensité (de force), tandis que dans le vrai croup ils deviennent de plus en plus forts.

4° Dans le faux croup, après les accès, la voix quoique enrouée s'entend distinctement, dans le vrai croup au contraire, elle est complétement éteinte.

§ **7**. — Médication maternelle.

Dans le faux croup, les tisanes adoucissantes et émollientes, telles que les infusions de fleurs de mauve, de fleurs de guimauve, des quatre fleurs ou de coquelicot tièdes et sucrées ; les bains de pieds sinapisés, ou les sinapismes, sont comme dans les rhumes ordinaires les principaux moyens à employer. Quoique les vomitifs ne soient pas indispensables ici comme dans le vrai croup, il sera bon cependant d'y avoir recours lorsque l'oppression sera très-forte : alors on administrera le sirop d'ipécacuanha à la dose d'une cuillerée à bouche répétée de dix en dix minutes jusqu'à ce que le vomissement arrive.

Recommandation importante. — Quoique le faux croup, ainsi que nous l'avons dit, ne soit pas une maladie grave, il faut néanmoins envoyer chercher le médecin aussitôt qu'on en a reconnu les premiers symptômes.

ARTICLE XIII

DE LA COQUELUCHE.

§ 1. — Définition.

La coqueluche est une maladie inflammatoire et nerveuse des bronches (conduits de l'air), caractérisée par des accès de toux convulsive, nommés quintes, et qui sont presque toujours terminés par des vomissements glaireux.

§ 2. — Causes.

1° *Age et sexe.* — La coqueluche a été constatée

à tous les âges, même chez les vieillards ; mais cependant, elle attaque beaucoup plus fréquemment les enfants, et en général elle se montre chez eux surtout depuis un an jusqu'à sept ; passé l'âge de huit à dix ans elle devient de moins en moins fréquente, et elle est un peu plus commune chez les filles que chez les garçons.

2° *Constitution*. — Les enfants qui sont d'une constitution éminemment lymphatique (peu sanguine) et nerveuse, ainsi que ceux qui font leurs dents ou qui sont sur le point de les faire, y sont plus exposés que les autres.

3° *Froid, humidité et habitations*. — Les enfants riches en sont frappés comme les autres, mais chez eux elle sera souvent déterminée par un refroidissement subit, tandis que chez le pauvre elle devra le plus ordinairement son origine au défaut de vêtements, ou à l'habitation dans des lieux humides, sombres, malsains ; aucuns climats, aucunes saisons n'en sont exempts ; toutefois elle se montre de préférence au printemps et en automne, époques où la température, dans nos régions principalement, est presque toujours froide et humide.

4° *Épidémies, contagion*. — Elle règne très-fréquemment sous forme épidémique (air qui court), et elle peut se communiquer par contagion (se gagner) ; cette communication peut s'opérer soit quand l'enfant bien portant habite toujours avec le sujet malade, soit quand il ne reste que momentanément avec lui, soit quand il respire son haleine ; de même qu'un enfant qui en est pris peut l'importer dans un endroit où il arrive et où avant son arrivée personne n'en était atteint.

5° *Maladies diverses.* — La coqueluche survient quelquefois après la petite vérole et après la scarlatine, mais bien plus souvent elle succède à la rougeole.

§ 3. — Symptômes.

1° *État général.* — Au début l'enfant offre des alternatives de chaleur et de froid ; il est abattu, perd sa gaieté, ne joue plus ; il s'assoupit souvent dans la journée, et la nuit son sommeil est agité ; il a une fièvre tantôt légère, tantôt forte, qui peut être continue ou ne se montrer que vers le soir ; les yeux sont rouges, larmoyants, le visage est bouffi ; le nez est plus ou moins embarrassé, l'appétit est diminué.

2° *Nature de la toux et de la voix.* — La toux est sèche, quelquefois forte, revenant par accès assez courts et plus ou moins fréquents, très-souvent même elle se renouvelle avec une telle fréquence, qu'elle est, pour ainsi dire, continuelle, ou au contraire dans quelques cas elle ne se montre que deux ou trois fois dans les vingt-quatre heures ; la voix est un peu enrouée.

Remarque. — Cette première période qui ne présente encore que l'apparence d'un simple catarrhe (rhume) dure de huit à douze et même quinze jours, puis peu à peu se manifestent ensuite les accidents spéciaux qui caractérisent la coqueluche et qui n'appartiennent qu'à elle.

§ 4. — Marche progressive des accidents.

A mesure que la maladie fait des progrès, les quintes deviennent plus fréquentes et plus longues ; elles sont presque toujours précédées par un chatouillement assez vif à la gorge, et les malades, reconnaissant fort bien à ce signe de quel accident ils sont menacés, courent se jeter dans les bras de leur mère, ou saisissent le premier objet qu'ils rencontrent pour y trouver un point d'appui ; alors survient une toux saccadée un peu moins sèche et moins éclatante que dans le commencement : ses secousses se succèdent avec une telle rapidité que l'enfant, ne pouvant pas reprendre haleine, paraît sur le point de suffoquer ; à un plus ou moins grand nombre de ces secousses succède tout à coup une inspiration (entrée de l'air) peu profonde, sifflante, ou très-sonore, comme si les conduits de l'air se trouvaient brusquement relâchés, et, immédiatement

11.

après, les secousses de toux se renouvellent de la même manière qu'auparavant, puis vient une nouvelle inspiration, puis de nouvelles secousses de toux ont lieu, jusqu'à ce qu'enfin, pour terminer l'accès, arrive un vomissement de matières glaireuses, filantes, incolores, ordinairement accompagnées des aliments que renfermait l'estomac.

A ces phénomènes qui dessinent essentiellement les quintes de la coqueluche, se joignent aussi d'autres symptômes fort importants à noter : en effet, dès les premières secousses de toux, la face devient rouge, et cette rougeur, augmentant pendant toute la durée de l'accès, finit par être portée jusqu'à la teinte violacée ; les lèvres, les joues, les paupières se tuméfient (se gonflent) ; les yeux se remplissent de larmes, ils font saillie hors de l'orbite, leur blanc est plein de sang ; un liquide incolore, peu épais, s'écoule abondamment du nez, quelquefois c'est du sang pur, et il n'est pas rare de voir ce dernier s'échapper aussi par la bouche, par les yeux, ou même par les oreilles. Les artères du cou, des tempes, du front battent avec force, les veines de ces mêmes régions se gonflent d'une manière considérable ; la peau se couvre d'une sueur froide qui est surtout abondante sur la tête, le visage, le cou et les épaules : les membres sont contractés (raides) ; le pouls est petit ; parfois les urines et les matières fécales (excréments) s'échappent involontairement, et des hernies (descentes) se forment par suite des efforts que fait le malade ; quelquefois aussi il survient une perte de connaissance qui se prolonge pendant quelques instants.

Les quintes durent en général de deux à cinq minutes, rarement plus, et leur retour n'a rien de régulier ; dans une coqueluche de moyenne intensité (force) il y a ordinairement une quinte par heure ; dans des cas plus sérieux il y en a de quarante à cinquante par jour, et dans les cas les plus graves il peut y en avoir soixante, quatre-vingts et même cent par vingt-quatre heures, et elles sont toujours plus nombreuses de six heures du soir à six heures du matin que dans le courant de la journée : au surplus, leur retour est manifestement favorisé par les émotions morales vives, par les cris, les pleurs, une souffrance ; par l'impression du froid, par l'inspiration d'un air trop sec ou chargé de matières irritantes ; par des repas trop copieux, trop nourrissants, et par les boissons froides ou excitantes ; par l'accumulation de mucosités (glaires) dans les bronches (conduits de l'air), ou par les exercices immodérés.

Lorsque les quintes sont éloignées et peu longues, l'enfant n'a pas plutôt cessé de vomir qu'il reprend sa gaieté et retourne immédiatement à ses jeux, ou, pressé par l'appétit, il demande de la nourriture et mange avec avidité, ou encore, si c'est pendant la nuit, il se rendort presque sur-le-champ ; mais lorsqu'elles se répètent promptement avec une grande violence, les malades, après qu'elles sont passées, éprouvent un sentiment de fatigue générale, ils sont brisés, et restent pendant quelques instants, fort courts à la vérité, pâles, tristes, découragés, puis reprennent, comme dans le cas précédent, leurs allures habituelles. Quelquefois, enfin, dans les intervalles qui séparent les accès, il existe un mouvement fébrile (fièvre) plus ou moins prononcé dont la mère ne doit pas manquer d'informer son médecin pour lequel ce phénomène est un important avertissement.

Remarque. — Cette seconde période, la plus grave de la coqueluche, peut se prolonger pendant plusieurs mois; mais le plus ordinairement elle persiste de quinze jours à six semaines après lesquelles elle commence à décliner.

§ 5. — Marche décroissante des accidents.

A ce moment les quintes diminuent de fréquence, de longueur et de violence : les inspirations (entrées de l'air) qui ont lieu pendant les quintes deviennent moins sifflantes, les vomissements cessent petit à petit, et les matières expectorées (crachées) de glaireuses, filantes et limpides (claires) qu'elles étaient, deviennent épaisses, opaques (non transparentes) jaunes ou verdâtres, en un mot prennent l'aspect des crachats qui annoncent la fin des rhumes ordinaires.

Remarque. — La durée de cette troisième période peut être de huit à dix jours ou d'un à plusieurs mois.

§ 6. — Durée totale.

D'après ce que nous avons dit de la durée la plus courte de chacune des périodes de la coqueluche, on voit que sa durée totale est ordinairement de six semaines à deux mois ; quelquefois aussi on l'a vue s'étendre à quatre, cinq, six mois et même à une année ; cependant il est rare qu'elle ne cède pas à l'influence des chaleurs de l'été.

§ 7. — Gravité.

Lorsque la coqueluche est simple, c'est-à-dire qu'elle n'est compliquée (accompagnée) d'aucune autre maladie, et que ses symptômes ne sont pas violents, c'est une affection qui se termine la plupart du temps par la guérison ; mais elle peut se compliquer d'une inflammation des poumons, et cette complication est toujours très-sérieuse ; quand les quintes sont trop violentes, elles peuvent déterminer des congestions cérébrales ; quand elles s'accompagnent d'abondantes hémorrhagies (pertes de sang), ces dernières sont souvent suivies de convulsions ; si les aliments sont rendus chaque fois que les quintes ont lieu, l'estomac ne conservant plus de nourriture, le petit malade meurt véritablement d'inanition (de faim), et enfin, plus l'enfant est jeune, délicat, d'une faible santé, plus la maladie a de prise sur lui et doit faire redouter une terminaison fatale.

§ 8. — Médication maternelle.

Dès l'apparition des premiers symptômes de la coqueluche, on tiendra l'enfant dans une pièce dont la température sera douce, et autant que possible toujours égale : on lui donnera pour tisane une infusion tiède de fleurs de mauve, de violette, de coquelicot, des quatre fleurs, ou une décoction légère de racine de guimauve coupée avec du lait ; ces boissons seront sucrées avec du sucre, du sirop de gomme ou de guimauve, et dans chaque petite tasse on pourra ajouter une cuillerée à café d'eau de fleurs d'oranger ; on pourra encore lui faire prendre des loochs blancs simples par cuillerée à café, ou suivant son âge par cuillerée à bouche, d'heure en heure ; on promènera des cataplasmes sinapisés sur les cuisses et sur les jambes ; on ap-

pliquera du papier chimique sur le devant de la
poitrine et entre les épaules; si pendant que le
petit malade dort, sa respiration est un peu *râlante*,
le matin à son réveil, on le fera vomir avec du sirop
d'ipécacuanha à la dose d'une cuillerée à café ou
d'une cuillerée à bouche, selon sa force, pour le débarrasser des mucosités (glaires) qui le gênent;
quant à sa nourriture, elle se composera de potages
au bouillon ou au lait, de panades, d'œufs à la
coque, de poissons d'eau douce, de viandes blanches, le tout en petite quantité pour ne pas charger
son estomac, et il ne boira en mangeant qu'une
eau légèrement rougie et dégourdie ; une précaution essentielle à observer, pendant tout le cours de
la maladie, est de ne faire prendre les repas qu'au
moment où les vomissements viennent de se terminer, afin que la digestion ait, autant que possible,
le temps de se faire avant le retour des accidents,
et de ne donner que des potages un peu épais,
parce que les vomissements ont beaucoup moins
de prise sur les aliments solides que sur ceux qui
sont liquides.

Recommandation importante. — Si les moyens
qui viennent d'être indiqués n'arrêtent pas les progrès de la maladie, aussitôt que les accès de toux
prendront l'apparence des quintes de la coqueluche,
il faudra appeler le médecin, car il sera nécessaire

de recourir à un traitement plus actif dont lui seul pourra apprécier la nature et faire une juste application.

ARTICLE XIV

DES CONVULSIONS CHEZ LES ENFANTS.

§ **1**. — Définition.

On donne le nom de convulsions à des mouvements involontaires des muscles (vulgairement nerfs) qui se raidissent en se pliant ou en s'allongeant, ou dans lesquels il se produit de brusques secousses plus ou moins fortes et plus ou moins rapides.

§ **2**. — Causes.

1° *Age et sexe*. — L'enfance est, de tous les âges, celui qui se trouve le plus exposé aux convulsions, surtout pendant les premières années, mais chez l'enfant un sexe n'y est pas plus disposé que l'autre.

2° *Constitution*. — L'énorme développement du système nerveux dans l'enfance est la cause qui rend, en général, les convulsions si fréquentes à cette époque de la vie ; outre cela, il existe des prédispositions particulières qui font qu'elles se montrent plus volontiers chez l'un que chez l'autre ; ainsi, l'enfant dont la peau est très-fine et blanche, ou dont le teint est habituellement pâle et blafard (blanc terne); celui qui est impatient, irritable, violent, ou d'une vivacité exagérée ; l'enfant qui louche, celui qui est né de parents louchant eux-mêmes ou sujets à des accidents nerveux ; celui, enfin, dont la mère a eu des crises de nerfs pendant sa grossesse, tous ces enfants, disons-nous, sont plus disposés aux convulsions que les autres.

3° *État du tube digestif.* — Au nombre des causes de la maladie qui nous occupe, il faut ranger aussi les inflammations du tube digestif, l'existence des vers dans cet organe, le travail d'une dentition difficile, les coliques, les vomissements opiniâtres, les diarrhées abondantes, ou, au contraire, la constipation.

4° *Nature et quantité des aliments.* — Les repas trop copieux, les aliments indigestes, qui les uns et les autres fatiguent l'estomac ; les boissons excitantes, telles que le café, le vin pur, l'eau-de-vie ; un lait rendu irritant par les passions, la mauvaise conduite de la nourrice, ou ses excès alcooliques, sont encore autant de causes des convulsions.

5° *Affections morales.* — Il en est de même de la douleur, de la surprise, de la jalousie, de la frayeur, de la colère de l'enfant, de la vue d'un objet qui

12

lui répugne, ou de l'aspect d'une personne en proie à une crise neuveuse.

6° *Maladies diverses.* — Nous en dirons autant, enfin, de la fièvre cérébrale, du coryza grave, de la difficulté dans la sortie ou de la brusque disparition de la rougeole, de la scarlatine, de la petite vérole ou des autres maladies de la peau, et il faut encore ne pas oublier que quand elles se sont montrées une fois, on doit toujours en craindre le retour.

§ **3.** — Symptômes.

1° *État général.* — L'enfant qui *couve* les convulsions change à tout instant de couleur, son visage par moments se décompose ; il se frotte souvent le nez ; quand il dort il grince des dents et fait de fréquents soubresauts qui sont même provoqués par tout bruit inattendu lorsqu'il est éveillé. La nuit son sommeil est troublé, il se réveille en sursaut en criant et en pleurant comme s'il était sous l'influence d'un rêve qui l'effraye ; dans le jour il est abattu, moins gai, ne se livre pas avec la même ardeur à ses jeux habituels, et, bientôt fatigué, il est obligé de céder à tout moment à des envies de dormir qui ne lui sont pas ordinaires.

2° *Mouvements convulsifs.* — Après que cet état a duré pendant quelques jours dont on ne peut déterminer le nombre, tout à coup on s'aperçoit, lorsque l'enfant dort, que les coins de la bouche et les ailes du nez se soulèvent brusquement et avec rapidité, tantôt d'un côté, tantôt de l'autre, il *grimace;* les paupières clignotent, et quand elles s'entr'ouvrent on voit que les yeux renversés en haut ne montrent que leur blanc; alors, si le petit malade s'éveille, son regard reste fixe et sans expression pendant quelques instants, puis il reconnaît les personnes qui l'entourent, ou il retombe aussitôt dans un état d'apathie ou de demi-sommeil pendant lequel il mâchonne sans cesse jusqu'à ce qu'une nouvelle crise survienne.

Remarque. — Ce sont là les convulsions qu'on désigne vulgairement sous les noms de convulsions sourdes ou de convulsions internes : tout en se prolongeant pendant plus ou moins de temps, elles peuvent cependant ne pas augmenter d'intensité, mais malheureusement elles ne sont le plus souvent que le point de départ d'accidents plus sérieux.

§ 4. — Marche progressive des accidents.

Les désordres faisant plus ou moins rapidement des progrès, les bras se plient ou s'allongent en se raidissant, les pouces s'appliquent sur la paume des mains, et les autres doigts se fléchissent fortement sur eux, en même temps que les poignets se tordent en dedans; les mêmes phénomènes se manifestant aux membres inférieurs, ceux-ci se plient ou s'allongent aussi avec raideur, les orteils se courbent, les pieds se tournent en dehors, la pointe élevée vers la jambe ; la tête se renverse en arrière ou s'incline sur l'une des épaules : le tronc (corps) se fléchit à droite ou à gauche ; le malade peut rester complétement immobile dans cet état, et alors on pourrait le soulever d'une seule pièce comme un morceau de bois, ou, sans que la raideur soit en rien modifiée, il survient dans les membres de violentes et brusques secousses qui se manifestent également à la poitrine, au ventre, à la tête et au visage ; ce dernier est d'une pâleur mate, ou gonflé et rouge cramoisi, les paupières sont fermées et s'agitent avec une extrême rapidité, ou elles sont démesurément ouvertes et les yeux sont renversés en haut, quelquefois en bas, ou tournés en dedans ou en dehors ; les mâchoires sont fortement serrées l'une contre l'autre, ou une salive écumeuse s'écoule entre les lèvres qui sont violettes, et à chaque secousse un son court et rauque se fait entendre dans la gorge ; le cœur bat avec force, le pouls est fréquent ; la peau peut conserver sa chaleur ou être froide en même temps qu'un peu humide et quelquefois pendant la crise le malade urine ou évacue involontairement.

Remarque. — Les convulsions se montrent par

accès qui ordinairement durent à peine quelques minutes, mais qui se répètent à des intervalles très-rapprochés, et leur retour est très-souvent annoncé par une légère rougeur des pommettes, qui le devance de très-peu.

§ **5.** — Variétés dans la marche et dans la nature des accidents.

Nous avons dit par quels symptômes les convulsions sont ordinairement précédées ; mais il n'en est pas toujours ainsi de leur manifestation, car quelquefois elles surviennent d'une manière brusque et inattendue au milieu de la plus parfaite santé ; sous le rapport de leur envahissement, tantôt aucune partie du corps n'est épargnée, tantôt au contraire, elles ne se montrent que sur un seul point ; dans ce second cas c'est le visage qui en est le plus fréquemment atteint, et là encore elles présentent les variétés suivantes : ainsi, une paupière étant fermée, l'autre peut rester ouverte ; un œil étant tourné en haut ou en dedans, l'autre peut être tourné en dehors ou en bas ; parfois une narine se contracte seule, d'autres fois les coins de la bouche étant légèrement tirés en dehors, l'enfant semble sourire ; souvent la tête seule est maintenue renversée par la flexion forcée du cou en arrière ; dans les membres, les secousses peuvent avoir lieu sans raideur ; une main seule peut être fortement

12.

fléchie, un pied seul peut être contourné ; les deux
membres d'un même côté peuvent être seuls con-
vulsés ; dans quelques cas la raideur des bras et
des jambes persiste depuis le début jusqu'à la fin
de l'accès, et dans d'autres elle alterne avec de
courts instants de relâchement qui en imposent aux
parents en leur donnant à tout moment l'espoir,
trop promptement déçu, que la crise est terminée :
enfin, après les plus forts accès, l'intelligence (connaissance) peut encore quelquefois se conserver
intacte, mais le plus ordinairement elle est entièrement perdue.

§ 6. — Durée.

La durée du temps pendant lequel les convulsions peuvent venir et cesser tour à tour avant de
disparaître complétement ne saurait se déterminer
d'une manière positive ; ce peut n'être que quelques heures aussi bien que plusieurs jours, et chez
quelques individus elles affectent même une marche tout à fait intermittente, ne revenant que tous
les deux, trois ou quatre jours.

§ 7. — Gravité.

Les convulsions constituent toujours une maladie
très-grave ; car s'il est vrai qu'elles se terminent
souvent par une parfaite guérison, bien souvent

aussi, malheureusement, elles sont mortelles, ou
elles laissent après elles de pénibles traces dont nous
signalerons les suivantes : ainsi les yeux peuvent
conserver la direction vicieuse qu'ils ont prise pendant les accès, et l'enfant continue à loucher, ce
qui explique pourquoi ceux qui sont nés de parents
louchant sont exposés aux convulsions; en outre,
l'un des membres, ou plusieurs d'entre eux, peuvent rester pliés, tordus en partie ou en totalité, et
le pauvre petit être conserve pendant toute sa vie
une déplorable infirmité..

§ **8**. — Médication maternelle.

Aussitôt que les premières convulsions se mon-
treront, *il faudra en toute hâte appeler le médecin*,
et, en attendant son arrivée, on promènera sur les
cuisses et sur les jambes des cataplasmes sinapisés ; on garantira les yeux d'une trop vive lumière ;
on fera boire une infusion légère de tilleul, de
feuilles d'oranger, de mélisse ou de menthe, ou de
temps en temps une cuillerée à café d'eau de fleurs
d'oranger pure et sucrée : on se gardera de se-
couer l'enfant comme bien des personnes en ont
l'habitude dans ce cas, et on évitera avec soin de
faire auprès de lui tout bruit un peu fort et de nature à l'impressionner.

Recommandation importante. — Mais encore

une fois, dès l'apparition des premières convulsions, *il faut avant tout* envoyer chercher le médecin.

ARTICLE XV

DE LA FIÈVRE CÉRÉBRALE CHEZ LES ENFANTS.

§ **1**. — Définition.

La fièvre cérébrale est l'inflammation des membranes qui enveloppent le cerveau : quoique dans la science cette inflammation ait reçu un autre nom, nous croyons cependant devoir lui conserver ici celui de *fièvre cérébrale* sous lequel elle a de tout temps été connue de tout le monde.

§ **2**. — Causes.

1° *Age et sexe.* — La fièvre cérébrale est beaucoup plus fréquente dans l'enfance, surtout depuis la fin de la première dentition jusqu'à quinze ans, qu'à toute autre période de la vie, et suivant quelques médecins les filles y sont plus sujettes que les garçons.

2° *Constitution.* — Le tempérament sanguin, un embonpoint considérable, et la grosseur excessive de la tête y prédisposent singulièrement.

3° *État du tube digestif, aliments.* — La trop

grande plénitude de l'estomac, les mauvaises digestions, les efforts prolongés de vomissement," les boissons excitantes, le travail de la dentition qui l'un et les autres déterminent une trop grande accumulation de sang vers la tête, sont des causes fréquentes de la fièvre cérébrale.

4° *Violences sur la tête, exercice.* — Il en est de même des coups, des chutes sur le crâne, des violentes secousses de la tête, ainsi que des exercices du corps trop grands et trop échauffants.

5° *Température.* — Une trop forte chaleur entretenue autour de la tête ; la température trop élevée du printemps après un hiver rigoureux, l'exposition longtemps prolongée au soleil, surtout lorsque l'enfant est sans chapeau, peuvent également occasionner la maladie dont nous parlons.

6° *État moral.* — Elle survient aussi quelquefois à la suite des habitudes vicieuses, du chagrin, de l'ennui, de la jalousie, d'une violente colère, ou de l'excès du travail intellectuel (travail de tête), particulièrement chez les enfants précoces et dont on veut faire de petits prodiges.

7° *Épidémies, maladies diverses.* — Elle règne souvent d'une manière épidémique (mauvais air qui court), et, enfin, il n'est pas rare de la voir se déclarer à la suite de la rétrocession subite (rentrée) de la rougeole, de la scarlatine, ou de quelque autre maladie de la peau.

§ **3.** — Symptômes.

1° *État général.* — Au début, l'enfant qui était gai et dispos est pris tout à coup de malaise, il devient triste, languissant, éprouve des frissons ou de la chaleur, ainsi que des douleurs passagères dans la tête, le cou, le dos, le ventre ou les membres, et qu'il exprime, lorsqu'il ne peut pas parler, en portant souvent la main vers l'endroit qui en est le siége ; ses yeux sont plus brillants que de coutume, son visage est pâle ou rouge et animé, sa peau est un peu chaude et sèche, son pouls irrégulier s'accélère quand le soir arrive, il survient même parfois de véritables accès de fièvre intermittente ; son sommeil est inquiet et agité, il se plaint à tout instant et se frotte sans cesse le nez.

2° *État du tube digestif.* — La langue conserve toujours son état naturel, la soif est un peu augmentée, l'appétit se perd ; le vomissement est un des phénomènes les plus fréquents ; quelques malades vomissent deux ou trois fois seulement dans la journée, d'autres vomissent toutes les heures et même tous les quarts d'heure : les matières vomies sont chez les uns une énorme quantité de bile jaune et verdâtre, chez les autres ce ne sont que des mucosités (des glaires), les selles sont naturelles, ou il y a de la constipation.

3° *État du ventre.* — Chez quelques individus le creux de l'estomac est sensible à la pression, mais le ventre est en général souple et sans douleur.

§ 4. — Marche progressive des accidents.

Au bout de quelques jours la sensibilité de la peau est tellement augmentée que le moindre toucher occasionne une douleur que l'enfant manifeste par ses cris, ou au contraire cette sensibilité est complétement abolie (détruite) : la vue devient aussi tellement sensible que la moindre lumière l'irrite, et l'ouïe (l'oreille) devient si fine que le plus léger bruit est intolérable : quelques malades se remuent constamment et changent sans cesse de position comme si le repos leur était insupportable ; parfois leurs bras ou leurs jambes seules sont continuellement en mouvement, ou pendant des heures entières leur tronc se soulève et s'abaisse tour à tour ; il en est qui n'arrêtent pas de rouler leur tête sur l'oreiller en la tournant de droite à gauche et de gauche à droite ; ceux-ci mordent leurs lèvres jusqu'au sang, ceux-là les pincent et les déchirent avec leurs ongles, ou s'écorchent l'intérieur du nez ; le visage est couleur de cire, ou rougit et pâlit alternativement, quelquefois même

une joue étant très-rouge, l'autre est très-pâle;
la peau est souvent très-chaude, souvent aussi elle
est froide; l'enfant grince des dents, pousse à tout
moment des cris on ne peut plus aigus et qui font
mal à entendre, ou, quand il est en âge de parler,
ses paroles sont sans suite et dépourvues de bon
sens, il a du délire; ce délire peut être continuel,
se calmer par instants pour augmenter ensuite, ou
ne se montrer que pendant la nuit : à ces désordres viennent bientôt s'ajouter des convulsions qui
peuvent être générales ou n'affecter que quelques
parties; ce dernier cas est le plus fréquent dans la
maladie qui nous occupe : alors les parties qui en
sont le plus souvent le siége sont les yeux, les paupières et les membres qui peuvent être fléchis ou
allongés avec raideur, soit l'un ou l'autre seul, soit
les deux d'un même côté, soit les quatre à la fois;
la tête peut être renversée en arrière, le tronc
(corps) peut être droit ou courbé à droite ou à gauche, les mâchoires peuvent être serrées l'une contre
l'autre, en un mot ces convulsions, sous le rapport
de leurs caractères et de leur marche, sont en tout
semblables à celles dont nous avons fait la description pages 135 et 137; puis, à ces cris, à ce délire,
à cette agitation désordonnée, succède un calme
aussi effrayant qu'eux, quelquefois même la paralysie d'une partie du corps, et, enfin, un assoupis-

sement profond accompagné d'une respiration embarrassée, stertoreuse (ronflante), vient terminer cet affreux cortége d'accidents.

§ 5. — Durée.

La durée de la fièvre cérébrale est en général de neuf à dix-huit jours ; elle peut cependant se prolonger jusqu'au trentième ; mais le plus souvent très-peu de malades dépassent le vingt-cinquième, nous en avons vu même succomber au bout de soixante à soixante-douze heures.

§ 6. — Gravité.

La fièvre cérébrale est toujours une maladie très-grave qui, dans le tiers des cas au moins, se termine par la mort : quand la guérison a lieu, elle peut être parfaite, mais bien souvent aussi, tout en conservant la vie, l'enfant reste infirme : ainsi, l'un est paralysé d'un membre, l'autre est aveugle ou sourd ; il en est quelques-uns qui tombent dans l'idiotisme (privation de tout esprit) et quelques autres qui sont atteints d'épilepsie (haut mal).

§ 7. — Médication maternelle.

Dès l'apparition des premiers symptómes dont nous venons de parler, on promènera sur les cuisses et sur les jambes des cataplasmes chauds vinaigrés ou saupoudrés de farine de moutarde ; on administrera un lavement à l'eau duquel on ajoutera une forte cuillerée à bouche de miel commun, ou une cuillerée à café de sel gris, ou, encore, gros comme une petite noix de savon blanc ; on tiendra la tête nue, un peu élevée et sur un oreiller dans lequel elle n'enfoncera pas trop ; mais on se gardera d'y poser des corps froids de quelque nature qu'ils soient, sans que le médecin l'ait dit ; on donnera pour boisson de l'eau sucrée froide avec un peu d'eau de fleurs d'oranger, de la limonade cuite, ou de l'eau qu'on sucrera avec du sirop de groseilles ; on tiendra les yeux à l'abri d'une lumière trop vive, et la température de la chambre sera plutôt un peu fraîche que trop chaude.

Recommandation importante. — Les moyens que nous venons de conseiller n'ont pour but que d'employer utilement le temps en attendant l'arrivée du médecin qu'on doit *avant tout* s'empresser de faire demander.

ARTICLE XVI

DE LA ROUGEOLE.

§ 1. — Définition.

La rougeole est une inflammation de la peau caractérisée par l'apparition et le développement, le plus ordinairement sur tout le corps, de petites taches plus ou moins nombreuses, plus ou moins larges, rouges, semblables à des morsures de puces, et qui laissent entre elles des intervalles irréguliers où la peau conserve sa couleur naturelle.

§ 2. — Causes.

1° *Age et sexe.* — La rougeole se montre à tous les âges; mais c'est principalement chez les jeunes enfants qu'on l'observe, et elle apparaît plus souvent après qu'avant la première dentition : quant au sexe, les filles n'en sont pas plus épargnées que les garçons.

2° *Constitution.* — La constitution n'a aucune influence sur la production de cette maladie; les enfants faibles et les enfants forts, les enfants nerveux, lymphatiques ou sanguins y sont également exposés.

3° *Température, saisons.* — Régnant dans tous

les climats, mais non dans toutes les saisons, c'est à
la sortie de l'hiver, au commencement du printemps
et à l'automne, c'est-à-dire aux époques où la température. est sujette à de brusques changements,
plutôt que dans les grandes chaleurs ou dans les
grands froids, qu'elle se développe.

4° *Épidémies, contagion*. — La rougeole peut se
montrer sur quelques individus isolés, mais le plus
souvent elle se produit d'une manière épidémique
(mauvais air qui court) ou se transmet par contagion (se gagne). Lorsqu'elle s'est déclarée dans
une contrée, dans une maison, ou dans une famille,
elle se propage avec facilité parmi les personnes
qui habitent ces localités ou qui font partie de cette
famille, et quelquefois, malgré la promptitude
avec laquelle on éloigne des endroits infectés les
enfants qui ne sont pas atteints, ces derniers em-
portant en eux le germe de la maladie en sont pris
dans quelque lieu qu'on les conduise.

5° *Récidives*. — Bien longtemps on a nié la possibilité des récidives de la rougeole ; mais aujour-
d'hui des faits assez nombreux ont démontré posi-
tivement qu'elle peut attaquer plusieurs fois le
même individu.

§ 3. — Symptômes.

1° *Etat général*. — Au début l'enfant est abattu,

fatigué ; il bâille à tout instant, éprouve un état de malaise général qui le rend triste, grognon; la manière dont il laisse aller sa tête, montre qu'il y éprouve de la pesanteur; il survient des bouffées de chaleur, le pouls est plus ou moins fréquent, la peau est chaude et sèche, la fièvre s'allume : bientôt survient une toux sèche, un peu rauque, revenant parfois par quintes assez fortes et qui alors effraye beaucoup les parents; il y a de l'enrouement, de l'oppression, puis apparaît un rhume de cerveau caractérisé par un fort enchifrènement, des éternuments fréquents, et l'écoulement hors des narines d'un liquide clair, chaud, souvent assez âcre pour irriter la lèvre supérieure ; dans quelques cas ce rhume de cerveau s'accompagne de saignements de nez ; les paupières deviennent rouges, se gonflent, les yeux larmoient, sont sensibles au jour et à la lumière ; quelquefois on observe de l'assoupissement, d'autres fois c'est de l'agitation ; tantôt ce sont des convulsions, tantôt c'est du délire.

2° *État du tube digestif.* — Le milieu de la langue blanchit, ses bords et sa pointe rougissent, une soif assez vive tourmente le malade ; les amygdales qui sont gonflées, le voile du palais, le fond de la gorge, sont couverts de taches rosées de forme semi-lunaire (de demi-lune), déchiquetées

13.

sur leurs bords et laissant entre elles des intervalles plus ou moins grands : des nausées (envies de vomir), ou des vomissements se déclarent, et dans une épidémie que nous avons observée, nous avons vu plusieurs fois ces vomissements entraîner des vers : la diarrhée est un phénomène très-commun à cette époque de la maladie ; il y a des enfants qui à la veille de l'éruption vont quatre, six, huit, dix et quinze fois à la selle dans les vingt-quatre heures, nous en avons même vu un qui a eu vingt-cinq garde-robes dans la nuit qui a précédé l'apparition des taches ; les selles sont comme de l'eau, ou glaireuses, et quelquefois elles sont mêlées de sang : le creux de l'estomac est assez fréquemment douloureux à la pression.

3° *Sécrétion urinaire.* — Les urines sont peu abondantes, ou sont rendues avec peine, ou manquent complétement ; elles sont épaisses et forment un dépôt au fond du vase.

Remarque. — Cette période qu'on désigne sous le nom de période d'invasion, c'est-à-dire temps pendant lequel la maladie se développe, peut durer de deux à quatre jours après lesquels se manifeste l'éruption.

§ **4.** — Marche progressive des accidents.

Alors apparaissent d'abord sur le menton ou sur

le front, puis autour des lèvres, sur le nez et sur·
les joues de petites taches rouges, séparées les
unes des autres, presque rondes, peu saillantes,
de la forme et de la dimension des morsures de
puces et qui s'effacent sous la pression du doigt
pour reparaître immédiatement après ; dans la
journée même ou le lendemain elles se répandent
successivement sur le cou, la poitrine, le ventre et
les membres ; leur nombre augmentant rapidement, elles se serrent et se réunissent sous forme
de taches plus larges, plus proéminentes, de forme
irrégulièrement semi-lunaire (de demi-lune) toujours séparées par des espaces où la peau conserve
sa couleur naturelle et plus grands sur le corps
que sur le visage qui en revanche se gonfle d'une
manière notable. En vingt-quatre ou quarante-huit
heures l'éruption est complète : sa rougeur est
variable ; toujours plus vive à la face qu'ailleurs,
elle pâlit ou s'anime en outre partout à différents
moments de la journée, suivant que la fièvre est
plus ou moins forte, et les malades éprouvent des
démangeaisons assez vives dans les points occupés
par les taches.

Pendant tout le temps que se fait cette éruption
la fièvre est très-intense, le larmoiement, le rhume
de cerveau et la toux vont en augmentant, puis
il y a de la surdité et parfois de très-vives douleurs

d'oreilles, ou une si grande tuméfaction des paupières, que le malade ne peut plus les ouvrir ; l'agitation peut augmenter considérablement aussi, surtout pendant les nuits qui se passent souvent presque entièrement sans sommeil.

Remarque. — La durée de cette seconde période appelée période d'éruption, est de quatre à cinq jours environ, dont deux jours pour le développement des taches et deux ou trois jours pendant lesquels elles restent stationnaires.

§ 5. — Marche décroissante des accidents.

C'est donc, dans les cas ordinaires, après le quatrième ou le cinquième jour à partir du commencement de l'éruption que celle-ci tend à disparaître : elle abandonne d'abord le visage, puis le cou, le corps, et enfin les membres ; les taches commencent par être moins rouges, prennent ensuite une teinte jaune pâle, après quoi elles s'effacent complétement, et il se détache de la peau une poussière farineuse si fine qu'elle est à peine visible.

En même temps le visage se dégonfle, le calme et le sommeil reviennent ; la fièvre, le larmoiement, le rhume de cerveau disparaissent, les selles et les urines reprennent leur cours et leur état naturels, et tout rentre dans l'ordre, à part la toux;

qu'il n'est pas rare de voir persister encore pendant quelque temps.

§ 6. — Variétés dans la marche et dans la nature des accidents.

L'éruption a lieu quelquefois tout à coup sans avoir été précédée par le plus léger symptôme, ou les accidents qui caractérisent la période d'invasion existent seuls et l'éruption manque, et il peut arriver encore que tous ces accidents cessent aussitôt que les premières taches se montrent ; d'autres fois la période d'invasion se prolonge pendant dix et même quinze jours : chez les uns c'est par le rhume de cerveau que la maladie débute, chez les autres il n'y a pas de toux, ou c'est une toux violente qui ne leur laisse aucun instant de repos, chez d'autres ce sont des douleurs d'oreilles, une diarrhée, des saignements de nez, ou des hémorrhagies intestinales (pertes de sang par l'intestin) qui les épuisent ; chez ceux-ci ce sont des affections cérébrales ou de violentes convulsions, chez ceux-là c'est le faux croup, un fort mal de gorge, ou des inflammations de la poitrine ; dans quelques cas il n'y a pas de fièvre, dans d'autres les taches sont d'un rose très-pâle, ou elles sont d'un rouge bleuâtre ou vineux, ou encore elles ont l'aspect de petits boutons rouges et sont plus saillantes que dans l'état ordinaire.

§ 7. — Suites.

La rougeole laisse assez souvent à sa suite des diarrhées sanguinolentes, des inflammations des yeux, des oreilles, ou de la bouche, qui sont très-difficiles à guérir : des éruptions de furoncles (clous), toujours douloureuses, peuvent se développer sur diverses parties du corps, ou ce sont des engorgements des glandes qui se manifestent pour la première fois et qui marquent le point de départ des phénomènes de la scrofule (humeurs froides) ; tantôt c'est la coqueluche, tantôt, enfin, c'est la toux qui, après avoir existé pendant tout le cours de la maladie, continue, et qui, devenant de plus en plus intense, amène un dépérissement progressif du malade et révèle le travail désorganisateur de la phthisie pulmonaire.

§ 8. — Durée.

Dans sa marche régulière, la rougeole dure ordinairement environ huit jours; quelquefois aussi, elle parcourt toutes ses périodes en vingt-quatre, trente-six ou quarante-huit heures, et d'autres fois, suivant la longueur de la période d'invasion, elle se prolonge pendant quinze à vingt jours.

§ 9. — Gravité.

La rougeole, quand elle suit sa marche ordinaire, n'est pas une maladie grave; mais elle peut le devenir dans beaucoup de cas : ainsi, lorsque les taches, au lieu d'être rouges, sont bleuâtres ou vineuses, et ne s'effacent pas sous la pression du doigt, c'est un symptôme alarmant; la disparition brusque de l'éruption, avec beaucoup de fièvre et d'oppression, est d'un mauvais augure; il en est de même des convulsions qui surviennent à la fin de la maladie; lorsqu'en même temps que l'éruption se fait mal, la diarrhée est très-abondante, cette dernière peut amener la mort : les saignements de nez très-forts et les autres hémorrhagies, ainsi que les inflammations de poitrine, peuvent avoir de terribles conséquences. Quand la maladie règne sous la forme épidémique, elle est toujours plus redoutable que sous toute autre forme; enfin, en voyant les suites qu'elle peut laisser après elle (§ 7), on doit comprendre combien elle a quelquefois de gravité sous ce rapport.

§ 10. — Médication maternelle.

Aussitôt que les premiers symptômes de la rougeole se manifesteront, le malade sera mis au lit; on l'y tiendra chaudement, sans l'écraser sous un

énorme poids de couvertures, comme on a souvent
coutume de le faire ; on ne laissera pénétrer dans
la chambre qu'un demi-jour, afin de ménager la
sensibilité des yeux ; on y entretiendra une douce
température ; en hiver, il est important qu'elle soit
toujours exactement close ; mais lorsque la saison
est douce, et surtout au moment du soleil, on pourra
ouvrir la fenêtre pour renouveler l'air, en observant toutefois que le malade n'ait aucune partie du
corps découverte. On donnera pour tisane une infusion légère, tiède et sucrée de fleurs de mauve,
des quatre-fleurs, de bourrache ou de sureau, et si
l'enfant tousse, on y ajoutera de la gomme arabi-
que ; on aura soin d'entretenir la liberté du ventre
en administrant des lavements à l'eau simple ; on
fera observer une diète absolue, et l'on se tiendra
continuellement auprès de l'enfant pour l'empêcher
de se débarrasser de ses couvertures, qui, la plupart du temps, l'impatientent lorsqu'il a chaud ou
qu'il se sent en sueur.

Recommandation importante. — Tels sont les
moyens qu'il est permis d'employer dans les cas
très-légers de rougeole ; mais dès qu'il survient
quelque accident un peu sérieux, il faut se hâter
d'appeler le médecin ; car une mère, qui, dans ce
cas, oserait assumer sur elle seule la responsabilité
des événements, serait on ne peut plus coupable,

et aurait peut-être à répondre de la mort de son enfant.

ARTICLE XVII

DE LA SCARLATINE.

§ 1. — Définition.

La scarlatine est une inflammation de la peau, caractérisée par l'éruption de petits points d'un rouge pâle, se réunissant bientôt sous forme de larges taches irrégulières d'un rouge écarlate ou d'une couleur framboisée, qui se confondent dans un très-court espace de temps, et s'étendent à toute la surface du corps, en ne laissant entre elles aucun espace intact.

§ 2. — Causes.

1° *Age et sexe.* — La scarlatine est plus fréquente après le sevrage et dans l'adolescence, que chez les enfants à la mamelle et à tout autre âge. Dans l'enfance, les deux sexes y sont également exposés.

2° *Constitution.* — Comme dans la rougeole, la constitution n'a pas la moindre influence sur la production de la maladie qui nous occupe.

3° *Température, saisons.* — Elle s'observe surtout vers les équinoxes, pendant l'hiver lors des changements de température, pendant les temps humides, et après des pluies abondantes, immédiatement suivies d'une grande chaleur.

4° *Épidémies, contagion.* — Le plus souvent, elle est épidémique (mauvais air qui court); elle peut aussi ne se montrer que sur quelques individus isolés, et elle se transmet incontestablement par contagion (se gagne); du reste, on a remarqué qu'elle se communique avec d'autant plus de rapidité qu'elle apparaît dans des endroits mal aérés, ou dans lesquels l'air est chargé des émanations qui se dégagent des marais, des égouts ou des ruisseaux et des eaux basses.

5° *Récidives.* — Quant à ses récidives, on n'en a constaté que des cas excessivement rares, qui permettent d'établir en règle générale, que l'on n'en est atteint qu'une seule fois dans la vie.

§ 3. — Symptômes.

1° *État général.* — Le plus habituellement, la scarlatine débute vers le soir par une fièvre vive, précédée ou non de frisson, et caractérisée par une fréquence du pouls, beaucoup plus grande que dans toutes les autres maladies de la peau; cette dernière est très-chaude partout, excepté aux pieds; la respiration est rapide et irrégulière; il y a du mal de tête, un sentiment de fatigue générale, ou il survient des douleurs dans les membres inférieurs, et dès les premières heures, le malade éprouve un violent mal de gorge qui lui fait avaler avec peine ce qu'il prend ; ce mal de gorge est le symptôme qui doit le plus faire présumer la scarlatine, surtout lorsqu'on se trouve à l'une des époques où elle a coutume de se montrer.

2° *État du tube digestif.* — Cet état général s'accompagne d'une soif assez intense, de nausées (envies de vomir), de vomissements bilieux et de diarrhée ; le premier jour, la langue est dans son état naturel ; le lendemain, si le malade a eu des vomissements, elle est teinte en jaune ou en vert, mais la pointe et les bords sont d'un rouge très-vif ; quand il n'a pas vomi, elle présente dans son milieu une teinte d'un blanc de lait ; si l'on examine la gorge, on voit que le voile du palais est aussi d'une rougeur assez vive, s'étendant sur les amygdales, qui sont en outre gonflées et douloureuses.

Remarque. — Cette période, appelée période d'invasion, peut durer vingt-quatre heures, quelques heures seulement, ou de deux à trois jours, après lesquels l'éruption s'opère.

§ **4.** — Marche progressive des accidents.

Il paraît d'abord sur le visage, le cou et la poitrine, puis ensuite sur le ventre et les membres, de petits points rouges disséminés, qui, se multipliant avec une incroyable rapidité, s'agglomèrent çà et là, et forment des taches larges, pointillées, irrégulières, dentelées vers leurs bords, non proéminentes, et d'un rouge écarlate; ces taches, s'élargissant rapidement elles-mêmes par suite de la continuelle apparition de petits points rouges semblables aux premiers, se rapprochent les unes des autres, se réunissent, se confondent, et, au bout de vingt-quatre heures, enveloppent le corps dans toute son étendue : la rougeur qui disparaît sous la pression du doigt reprend sa teinte plus lentement que dans la rougeole après la même pression; la peau, qui est le siége d'une vive démangeaison, est brûlante, tendue, sèche, sensible au toucher, et présente sur la partie externe et postérieure (en dehors et en arrière) des bras et des cuisses, l'aspect de la chair de poule : le visage est gonflé principalement aux angles des mâchoires, les pieds et les mains sont tuméfiés, raides et douloureux; la couleur de l'éruption est toujours plus vive le soir et dans la nuit que le matin; elle est surtout beaucoup plus foncée dans les plis des articulations, et vers les parties qui reposent sur le lit, que partout ailleurs; au visage, elle est vergetée (rayée). A dater de son début, la rougeur générale va toujours en augmentant jusqu'au troisième ou quatrième jour, où elle a atteint son plus haut degré d'intensité ; alors ce degré d'intensité est si grand qu'il semble que tout le corps ait été *barbouillé avec le suc de framboise, ou peint en rouge.*

L'éruption est communément accompagnée d'une agitation plus ou moins grande et quelquefois de délire, de convulsions ou de coma (assoupissement profond); dans quelques cas la fièvre diminue avec l'apparition et le développement des taches, mais le plus souvent elle persiste ; de plus chez quelques sujets les yeux sont rouges, brillants et humides, et il y a une perte complète de sommeil ou des rêves qui le troublent : quelquefois les nausées, les vomissements et la diarrhée continuent, ou il y a de la constipation; les urines sont rouges.

La langue n'est plus chargée ; elle est partout d'un rouge écarlate, tuméfiée, douloureuse, recouverte de petits points saillants, et se dépouille par le frottement : le voile du palais, toute la bouche, l'intérieur des narines, le dedans des paupières ont la même nuance qu'elle ; les amygdales, d'une couleur violacée, sont de plus en plus grosses et en totalité ou en partie recouvertes par une matière d'un blanc laiteux ou jaunâtre ; le malade respire et avale avec peine, nasonne en parlant et présente un notable engorgement de toutes les glandes du cou,

14.

principalement derrière les angles de la mâchoire.

Remarque. — Cette seconde période, dite période d'éruption, dure, en général, pendant cinq à six jours après lesquels elle commence à décroître.

§ 5. — Marche décroissante des accidents.

Comme nous venons de le dire, vers le cinquième ou le sixième jour, les taches commencent à s'effacer ; elles pâlissent d'abord sur le visage, ensuite sur le corps, puis en dernier lieu sur les membres, et le septième ou le neuvième jour il n'en reste plus de traces ; alors le visage se dégonfle, une vive démangeaison se manifeste sur tout le corps et la desquammation commence (la peau pèle) : suivant une marche semblable à celle que l'éruption a suivie pour disparaître, cette desquammation s'opère en premier lieu sur le visage où l'épiderme (la première peau) se détache par petites écailles ; il s'enlève ensuite sur le corps où c'est par des lanières qui ont quelquefois plus d'un centimètre de largeur, et enfin, vient le tour des bras et des jambes où ces lanières peuvent atteindre quatre ou cinq centimètres de large, quelquefois même aux pieds ce sont des lambeaux d'épiderme assez grands pour ressembler à des portions de gants.

En même temps que la desquammation se fait,

souvent même avant cette époque, la fièvre et la
chaleur de la peau diminuent, ainsi que tous les autres accidents qui peu à peu disparaissent complétement ; dans quelques cas aussi, à ce moment, il
survient des sueurs abondantes et les urines très-
chargées déposent au fond du vase.

Remarque. — Cette troisième période, appelée
période de desquammation, se prolonge quelquefois
assez longtemps ; on l'a vue durer jusqu'à trente et
quarante jours, et pendant ce temps l'épiderme
peut tomber plusieurs fois.

§ **6**. — Variétés dans la marche et dans la nature des accidents.

Nous venons de voir la scarlatine dans sa forme
la plus simple, mais les choses ne se passent pas
toujours ainsi, et elle présente souvent, tant par rapport à sa marche que par rapport à la nature de ses
accidents, quelques variétés qu'il est important de
connaître : l'éruption peut débuter sur le tronc, le
bas-ventre ou le pli des cuisses, et exister déjà depuis trente-six heures avant de se montrer pour la
première fois sur le visage et sur le cou ; quelquefois tous les symptômes fournis par la bouche et par
la gorge, avec fièvre et chaleur à la peau, existent
seuls, et l'éruption n'a pas lieu ; il est des malades qui, pendant toute la durée de la maladie, ne
cessent pas de vomir ou de rendre par les selles de

véritables flots de bile ; il en est d'autres chez lesquels cette maladie, quand elle est intense, s'accompagne de miliaire (petits boutons semblables à des grains de millet), et d'autres aussi qui sont atteint d'hémorrhagies (pertes de sang) diverses.

Enfin, la scarlatine affecte encore d'autres formes plus rares dont la connaissance est indispensable au médecin, mais dont nous ne parlerons pas, parce que ces détails, d'ailleurs fort inutiles ici, nous feraient dépasser les bornes que nous nous sommes imposées.

§ 7. — Suites.

Après que la scarlatine a parcouru régulièrement toutes ses périodes, il arrive souvent, vers la fin de la desquammation, et quelquefois plus tard, un accident très-dangereux, c'est l'anasarque (enflure générale produite par un amas d'eau *entre cuir et chair*) : ordinairement cet accident se montre après un refroidissement, ou après un écart de régime ; mais quelquefois aussi il survient sans que les enfants aient été exposés au froid, sans qu'ils aient commis la plus légère imprudence et malgré la minutieuse attention avec laquelle on a veillé sur eux.

L'anasarque commence par le gonflement du visage et des paupières, elle gagne ensuite les membres et le tronc, et sa marche est quelquefois si rapide que dans l'espace de vingt-quatre heures elle a envahi tout le corps ; on l'a vue même frapper le voile du palais et la luette : les urines sont peu abondantes, épaisses, teintes en rose par une légère quantité de sang pur ; quand le sang s'y trouve mêlé en très-grande quantité, comme cela a lieu quelquefois, elles ressemblent à une bouillie noire ou rougeâtre et le dépôt qu'elles forment au fond du vase n'est pas autre chose que ce sang lui-même.

La scarlatine peut laisser encore à sa suite des inflammations chroniques des yeux, des oreilles, du nez et des intestins ; des pleurésies malignes (méchantes), une amaurose (goutte sereine) ; des engorgements des glandes situées sous la mâchoire et dans les aines, des abcès au cou et dans d'autres parties du corps, ou enfin des rhumatismes aigus dans les articulations.

§ 8. — Durée.

La durée totale de la scarlatine est ordinairement de douze à quinze jours ; mais quelquefois, comme nous l'avons déjà dit, la desquammation s'opérant avec assez de lenteur, la guérison radicale peut se faire attendre beaucoup plus longtemps et le malade peut n'être complétement débarrassé qu'au bout de trente ou quarante jours, sans que cependant il soit survenu d'accidents extraordinaires dans le cours de cette dernière période de la maladie.

§ **9**. — Gravité.

La scarlatine simple, chez un sujet bien constitué et qui n'est pas affaibli par des maladies antérieures, ne présente pas en général de danger ; mais la violence des inflammations qui l'accompagnent, et qui sont parfois ses phénomènes les plus saillants, son caractère épidémique, les affections cérébrales qui peuvent survenir à ses différentes époques, la rendent souvent très-grave ; les hémorrhagies et les convulsions qui surviennent pendant le cours de la troisième période sont presque toujours mortelles ; et parmi ses suites, qui sont toutes très-sérieuses, l'anasarque est si redoutable, qu'un certain nombre de médecins la considèrent comme plus meurtrière que la maladie elle-même.

§ **10**. — Médication maternelle.

Tenir l'enfant chaudement au lit, lui faire boire une infusion légère de fleurs de mauve, des quatre fleurs dégourdie et sucrée, de l'eau de gomme à la température de la chambre, ou de l'eau ordinaire avec un peu de sirop de groseilles ou de sirop de cerises, poser de temps en temps des cataplasmes sinapisés aux pieds, tenir constamment sur le ventre un cataplasme de farine de lin entre deux linges, entretenir la liberté du ventre au moyen de lavements à l'eau simple ou à l'eau de guimauve, veiller à ce que le malade ne se découvre pas et lui faire observer la diète, tels sont les soins qu'une mère peut se permettre de donner d'elle-même dans les cas les plus simples de la scarlatine, et nous ajouterons que dans la convalescence de cette maladie, c'est une très-bonne précaution de faire garder la chambre à l'enfant pendant quinze jours à trois semaines et de le bien vêtir pour le préserver de l'anasarque : dans la belle saison, où l'air est chaud, on pourra le laisser sortir avant cette époque, en ayant soin que ce soit dans le milieu du jour plutôt que le matin et le soir où la température est plus variable.

Recommandation importante. — Dans cette maladie, comme toujours, nous ne saurions trop recommander d'observer avec la plus scrupuleuse attention les progrès de chaque symptôme inquiétant, afin de ne pas attendre trop tard pour recourir aux sages avis du médecin.

ARTICLE XVIII

DE LA VARIOLE.

(VULGAIREMENT PETITE VÉROLE.)

§ 1. — Définition.

La variole est une inflammation de la peau caractérisée par l'éruption de boutons d'abord rouges et pointus, qui en s'élargissant se remplissent d'un liquide blanchâtre en même temps qu'ils se dépriment (s'enfoncent) à leur centre, et qui, après avoir suppuré pendant plusieurs jours, se dessèchent et se terminent par des croûtes après la chute desquelles la peau se trouve criblée de cicatrices irrégulières.

§ 2. — Causes.

1° *Age et sexe.* — La variole peut attaquer tous les âges, mais elle est surtout une maladie de l'enfance et de la jeunesse : très-rare jusqu'au quatrième ou cinquième mois de la vie, ce n'est, en général, qu'à partir de cette époque que son invasion est à craindre, et un fait très-remarquable, c'est que quand une femme enceinte en est atteinte, l'enfant qu'elle porte dans son sein peut la contracter et l'apporter en naissant, ou au moins en présenter les traces irrécusables s'il en était guéri avant de venir au monde. Les deux sexes y paraissent également prédisposés.

2° *Constitution.* — Il n'y a rien de positif à l'égard de l'influence que peuvent exercer sur sa production les différentes constitutions; seulement il est des individus qui, par une disposition toute particulière, qui n'appartient qu'à eux, en sont complétement à l'abri et ne peuvent la contracter par quelque moyen que ce soit.

3° *Climats, saisons.* — Elle sévit dans tous les climats et dans toutes les saisons, mais cependant, en général, elle se montre plus volontiers dans les saisons chaudes qu'en hiver.

4° *Épidémies.* — Elle peut quelquefois n'attaquer que quelques individus isolés sans avoir de tendance à se répandre sur le reste de la population, mais le plus ordinairement elle règne épidémiquement (mauvais air qui court), et alors elle frappe à la fois un grand nombre de personnes : dans la plupart des cas, ses épidémies commencent à exercer leurs ravages au printemps, elles règnent pendant l'été et pendant l'automne et disparaissent pendant l'hiver : elles peuvent survenir plusieurs années de suite dans le même endroit, ou n'y reparaître qu'après un intervalle plus ou moins considérable.

5° *Contagion.* — La variole est éminemment

contagieuse (se gagne), et elle peut se communiquer soit par le contact (attouchement), soit par l'haleine, soit par les émanations du corps du malade : le principe contagieux se développe pendant la suppuration des boutons et se conserve jusqu'à leur dessiccation (desséchement); les croûtes et les écailles elles-mêmes peuvent communiquer la maladie.

6° *Récidives.* — Elle n'atteint généralement qu'une seule fois le même individu, quoique cependant on possède plusieurs exemples de récidives,

§ **3.** — Symptômes.

1°*Etat genéral.* — La variole s'annonce par les symptômes suivants : ce sont des frissons irréguliers survenant ordinairement le soir, et suivis d'une chaleur plus ou moins vive accompagnée de sueurs ou au contraire de sécheresse à la peau : le pouls est fréquent, le malade éprouve des lassitudes, des douleurs dans les membres, le dos, les reins, la tête, douleurs qu'il indique en criant d'une manière plaintive et en portant à tout instant la main vers l'endroit où elles existent lorsqu'il ne parle pas encore ; il est assoupi ou privé de sommeil; s'il dort, il se réveille à tout instant en sursaut; quelquefois son visage est rouge, animé ; enfin, il a

des bâillements fréquents, de l'oppression et de
forts battements de cœur.

2° *État du tube digestif et du ventre.* — La soif
est vive, il y a des nausées (envies de vomir), et des
vomissements plus ou moins fréquents; la langue
est rouge sur les bords et à la pointe; le creux de
l'estomac est douloureux, surtout à la pression,
ainsi que le ventre qui en outre est ballonné
(enflé).

Remarque. — Cette période, période d'invasion,
dure de deux à trois jours, puis survient l'éruption.

§ 4. — Marche progressive des accidents.

On aperçoit sur le bord des lèvres, d'abord, de
petites élevures qui s'étendent ensuite avec rapidité
au menton, au front, à toute la face, au cou, à la
poitrine, aux bras, au ventre et aux membres inférieurs; au bout de vingt-quatre heures leur évolution (sortie) est complète ; beaucoup plus nombreuses sur le visage qu'ailleurs, elles sont partout
disséminées et distinctes les unes des autres et
disposées en groupes; le second jour de leur sortie
leur base s'élargit, ce sont de véritables boutons
d'un rouge violacé (tirant sur le violet) qui, en
s'élevant, produisent une douleur aiguë; le troisième jour ils deviennent pointus à leur sommet

où se montre une petite vésicule remplie d'un liquide peu coloré ; ensuite ils se dépriment à leur centre (milieu) et prennent la forme d'un godet, et vers la fin du troisième jour ou le commencement du quatrième ils ont acquis tout leur volume : pendant qu'ils grossissent la peau qui les sépare s'attendrit et rougit, mais en revanche, aussi, la fièvre diminue, ainsi que tous les autres accidents qui ont marqué l'invasion de la maladie.

A partir du quatrième jour de l'éruption, les boutons commencent à mûrir, et cette période s'appelle période de suppuration : le liquide qu'ils renferment devient plus épais et d'un blanc gris ; leur dépression centrale (du milieu) est beaucoup plus prononcée (marquée); ils sont parfaitement ronds et entourés d'un cercle d'un rouge vif ou vineux : la fièvre reparaît; toute la peau se gonfle et devient douloureuse ; mais c'est surtout aux mains, aux pieds, au cou et au visage que ce gonflement est considérable; au huitième jour le pus complétement formé a acquis toutes ses qualités et donne aux boutons une teinte jaunâtre; le neuvième jour la fièvre recommence à diminuer, et le onzième ou douzième jour, les progrès de la suppuration sont arrivés à leur fin.

§ 5. — Marche décroissante des accidents.

A cette époque la variole entre dans sa période
de dessiccation (de desséchement) ; cette dessiccation commence sur le visage qui se dégonfle, tandis que l'enflure persiste aux pieds et aux mains où
les boutons mettent plus de temps à mûrir ; le pus,
se faisant jour à travers l'épiderme (première
peau), s'épaissit et forme des croûtes jaunes qui
bientôt devenant brunes ou noires se dessèchent,
ou restent humides si le pus continue à couler ;
leur formation est accompagnée d'une vive démangeaison qui provoque un besoin continuel de
se gratter ; le malade éprouve en outre un sentiment de tension et de douleur sur les parties qui en
sont le siége, et il exhale une odeur toute particulière, fade, nauséabonde (qui porte au cœur). Ces
croûtes persistent cinq à six jours, pendant lesquels leur couche supérieure se détache sous
forme de petites écailles ; puis, se soulevant elles-
mêmes, elles se détachent à leur tour et tombent
ordinairement du quinzième au vingtième jour à
partir des premiers accidents qui ont annoncé le
début de la maladie, en laissant sur les surfaces
qu'elles recouvraient une teinte rouge vineux
qui ne disparaît qu'après plusieurs semaines, et
qui, à mesure qu'elle diminue rend de plus en

15.

plus visibles les cicatrices ineffaçables des boutons.

§ **6.** — Variétés dans la marche et dans la nature des accidents.

Quelquefois les boutons sont entièrement rapprochés et confondus par leur circonférence de manière à ne laisser aucun intervalle entre eux; alors le visage est tellement gonflé qu'il a quelquefois un aspect effrayant; les paupières saillantes et collées ensemble ne peuvent plus s'ouvrir; les lèvres boursouflées donnent à la bouche une forme hideuse; le nez est d'une horrible grosseur, en un mot, le défigurement est complet; c'est là ce qu'on appelle la variole confluente : dans ce cas l'éruption est précédée de taches bleues ou violacées (de couleur violette), ou d'une rougeur presque érysipélateuse très-étendue, soit à la face, soit au tronc; dans ce cas encore, souvent les boutons, ne se bornant pas à l'extérieur (au dehors), gagnent la bouche, l'arrière-bouche, les voies aériennes (conduits de l'air), le dedans des paupières, les globes des yeux, et affectent même la langue qui grossit énormément : le cou se gonfle, le malade avale et respire avec peine; il y a enrouement, perte de la voix, et une toux d'abord rauque, puis sèche, aiguë, douloureuse, déchirante, ressemblant quelquefois à celle du croup; en même temps il survient une salivation plus ou moins abondante, et lorsque les peaux des boutons qui se sont développés dans la gorge se détachent, le malade ressent vers cet endroit un chatouillement qui le fait tousser, ou qui provoque des nausées (envies de vomir) et des vomissements, ou un crachotement continuel. Chez quelques individus, l'inflammation de la peau étant trop forte, la fièvre et les autres accidents qui ont marqué le début de la variole, au lieu de se calmer au moment de l'éruption, peuvent durer pendant toute la maladie ; chez quelques autres, l'inflammation de la peau étant trop faible, l'éruption se fait mal et languit : dans quelques circonstances les boutons, au lieu de se remplir de pus, ne contiennent qu'un liquide d'une nature aqueuse ou du sang, ou bien, étant arrivés à la période de suppuration, ils se flétrissent, se vident sans avoir percé, et alors le pus, se trouvant absorbé (rentrant), passe dans le sang : d'autres fois la variole s'accompagne d'affections cérébrales avec délire ou assoupissement, d'angine, de diarrée, d'inflammation du tube digestif, de fluxions de poitrine ou d'hémorrhagies (pertes de sang) qui ont lieu par diverses voies (ouvertures) : ces complications peuvent survenir pendant la période d'invasion, ce qui est le cas le plus rare, ou pendant la période d'éruption, ou pendant celle de suppuration.

§ 7. — Suites.

Dans bien des cas les suites possibles de la variole ne sont pas moins horribles que cette effrayante maladie elle-même ; certains individus, en effet, perdent la vue ou deviennent sourds, certains autres restent atteints d'inflammations chroniques et incurables des yeux, ou d'engorgements scrofuleux (humeurs froides) : chez les uns, ce sont des abcès qui, se renouvelant plusieurs fois, épuisent le malade et le font tomber dans le dépérissement et la consomption ; chez les autres, ce sont des décollements de la peau dans une grande étendue, des ulcérations gangréneuses, ou trop souvent, malheureusement, l'enlaidissement irrémédiable du visage par de hideuses cicatrices.

§ 8. — Durée.

En disant que la chute des croûtes a lieu du quinzième au vingtième jour de la maladie, nous avons indiqué sa durée totale lorsque rien d'extraordinaire ne vient entraver sa marche, et du reste elle dure d'autant plus longtemps qu'elle est plus grave, soit par elle-même, soit par la nature des accidents qui la compliquent (l'accompagnent).

§ 9. — Gravité.

La variole qui survient pendant le travail de la

dentition est toujours plus grave qu'à toute autre
époque de l'enfance : lorsque les boutons sont
assez nombreux pour se toucher tous (variole
confluente), et qu'ils ont gagné la bouche et la
gorge ; lorsque l'inflammation de la peau, surtout
au visage, étant trop vive, les accidents qui ont
marqué le début de la maladie persistent pendant
toute sa durée, ou que, cette inflammation étant
trop faible, l'éruption se fait mal ; lorsque les affections qui accompagnent la maladie sont très-inten-
ses, lorsque, encore, les boutons ne contiennent
qu'un liquide d'une nature aqueuse ou du sang, ce
sont là des conditions d'un très-mauvais augure ;
lorsque le pus est absorbé, il corrompt la masse du
sang et le plus souvent le malade meurt par empoisonnement : les hémorrhagies (pertes de sang)
qui surviennent pendant la période de suppuration
présagent très-fréquemment une terminaison fatale : les varioles accompagnées d'accidents céré-
braux sont très-graves ; quand au onzième jour de
la maladie l'enflure des mains et des pieds n'est
pas encore survenue, c'est toujours un mauvais signe ; enfin, le malade peut succomber au mal de
gorge par l'interruption du passage de l'air, et en
dernier lieu, on a vu combien la variole présentait
quelquefois de gravité sous le rapport de ses suites.

§ 5. — Médication maternelle.

Avant tout le malade sera tenu chaudement au lit ; on entretiendra dans sa chambre un air pur, doux et souvent renouvelé ; on lui fera observer la diète, et comme dans la rougeole il boira pour tisane une infusion tiède et sucrée de fleurs de mauve, des quatre fleurs, de fleurs de violette, de tilleul ou de bourrache ; on humectera souvent la bouche, lorsqu'il s'y trouve des boutons, avec les barbes d'une plume trempée dans de l'eau d'orge miellée, ou il se gargarisera avec la même eau s'il est assez grand pour le faire ; s'il est échauffé, on lui donnera des lavements soit à l'eau de guimauve, soit avec un peu de beurre frais ou de savon blanc, et s'il a une forte diarrhée on les lui fera prendre à l'eau de riz avec un peu d'amidon ou de tête de pavot ; on lavera souvent les yeux avec de l'eau tiède, pour décoller les paupières ; on mettra de la poudre de lycopode ou de riz dans les plis des articulations et du cou pour éviter que la peau ne s'y coupe ; et lorsque les croûtes seront formées sur le visage, on les enduira avec de la crème, de l'huile d'amandes douces, de la pommade de concombre, ou du cold-cream, pour calmer les démangeaisons qui les accompagnent, et pour en faciliter le décollement et la chute.

Recommandation importante. — Tels sont les

moyens qui conviennent dans la variole simple et bénigne ; mais lorsqu'il survient la plus légère aggravation dans les accidents, il faut, avant que le mal ne soit plus sérieux, s'empresser de recourir au médecin.

ARTICLE XIX

DE LA VARICELLE.

(VULGAIREMENT PETITE VÉROLE VOLANTE.)

§ **1**. — Définition.

La varicelle est une inflammation de la peau caractérisée par une éruption de vésicules (petites cloches) de grandeur variable, remplies quelques heures après leur début par un liquide d'abord très-clair, puis un peu jaune, et qui, après s'être vidées, se dessèchent et forment des croûtes peu épaisses.

§ **2**. — Causes.

1° *Age et sexe*. — La petite vérole volante frappe ordinairement les très-jeunes enfants, sans distinction de sexe, et parmi eux presque jamais ceux qui ont été vaccinés, tandis que chez les adultes (grandes personnes), elle attaque presque toujours ceux qui ont subi l'influence de la vaccine.

2° *Saisons.* — On l'observe plutôt au printemps, qu'à toute autre époque de l'année.

3° *Épidémies.* — Elle survient surtout pendant les épidémies de variole, et dans ce cas, souvent, elle devient de plus en plus fréquente à mesure que la variole diminue.

§ **3.** — Symptômes.

1° *État général.* — La varicelle débute par des symptômes très-légers ; il se manifeste tout à coup un peu de fièvre et un peu d'abattement....

2° *État du tube digestif.* — Puis il y a de la soif, une diminution ou une perte complète de l'appétit, mais, en général, il n'y a pas de vomissements.

§ **4.** — Marche progressive des accidents.

Au bout de vingt-quatre heures, quelquefois moins, apparaissent, épars çà et là, de petits boutons rouges, légèrement pointus, qui, ensuite, vingt-quatre heures au plus après leur apparition, prennent exactement la forme de vésicules ou de bulles parfaitement arrondies et remplies d'un liquide très-clair ; le troisième jour ces bulles s'entourent d'un cercle rouge, grandissent en perdant leur forme arrondie et le liquide qu'elles contiennent devient d'un jaune paille : le quatrième jour elles percent, se vident, et leur pellicule (petite

peau) se plisse ; le cinquième jour elles se dessèchent, et le sixième les croûtes d'un brun foncé
sont complétement formées : le septième ou le huitième jour ces croûtes commencent à tomber, puis,
vers le dixième jour ordinairement, l'enfant est tout
à fait guéri.

Les boutons n'apparaissent jamais entièrement
partout du premier coup, c'est-à-dire que leur évolution (sortie) n'a lieu que par poussées successives,
et cette particularité dans la marche de la varicelle
est très-importante à noter : ainsi, quelques boutons
s'étant montrés le premier jour, le lendemain, après
une augmentation de fièvre qui est survenue le soir
ou pendant la nuit, leur nombre est plus ou moins
augmenté sur tous les points du corps, et ainsi de
suite pendant trois à quatre jours après lesquels les
accès de fièvre cessent et l'éruption est achevée ;
d'où il résulte que les premières bulles se vident et
se rident déjà lorsque les derniers boutons viennent
seulement de paraître.

§ 5. — Variétés dans la marche et dans la nature des accidents.

Très-souvent la petite vérole volante se manifeste
sans avoir été précédée par le moindre accident et
elle poursuit sa marche sans que l'enfant perde sa
gaieté et son appétit : quelquefois la formation des
vésicules est accompagnée d'une démangeaison as-

sez vive qui porte les enfants à se gratter partout
où elles se trouvent et à les déchirer, ou ces démangeaisons ne surviennent qu'au moment où elles
se dessèchent, et dans ce cas les malades en se grattant arrachent les croûtes à mesure qu'elles se forment : d'autres fois les vésicules qui sont placées
au dos se dépriment (s'enfoncent) légèrement vers
leur centre comme dans la variole, quoiqu'à un
moindre degré : parfois, enfin, les boutons gros et
rougeâtres ne contiennent aucun liquide dans leur
intérieur, et dans cet état ils peuvent constituer à
eux seuls l'éruption de la varicelle ou se trouver
mêlés en grand nombre avec les vésicules.

§ 6. — Suites.

Les seules suites que la petite vérole volante
laisse après elle sont souvent des traces ineffaçables, consistant en un ou plusieurs grains profondément marqués. Ces cicatrices ont fait croire à bien
des personnes, et même à des médecins, que la varicelle préservait de la variole ; c'est là une grande
erreur ; car ces deux maladies n'ont aucune espèce de ressemblance ni de rapport entre elles,
et la petite vérole volante ne préserve en aucune façon de la véritable petite vérole ; par conséquent, quoiqu'un enfant non vacciné ait été atteint de la première, cela n'est pas un motif qui

doive empêcher de le vacciner pour le mettre à l'abri de la seconde.

§ 7. — Durée.

En décrivant la marche des symptômes de la varicelle, nous avons déjà dit quelle était sa durée qui, en général, ne se prolonge pas au delà d'une dizaine de jours.

§ 8. — Gravité.

D'après ce que nous venons de dire sur la petite vérole volante, on a pu se convaincre qu'elle ne présente pas la moindre gravité : on ne l'a jamais vue, en effet, occasionner la plus légère infirmité, ni la mort chez aucun de ceux qui en ont été atteints.

§ 9. — Médication maternelle.

La médication est ici on ne peut plus simple : le repos au lit, peu d'aliments, des infusions de fleurs de mauve ou de guimauve, des quatre-fleurs, de fleurs de tilleul, tièdes et sucrées; quelques lavements, quelques bains de pieds, ou quelques cataplasmes sinapisés, suffisent dans le plus grand nombre des cas. Lorsque l'éruption est légère et sans fièvre, comme cela arrive souvent, et que la température est douce, on peut même se dispenser de tenir l'enfant couché, pourvu qu'il soit bien couvert.

Recommandation importante. — Quelque simple et légère que soit cette maladie, quand elle débute ou qu'elle paraît ne pas suivre sa marche régulière, on ne doit jamais négliger d'appeler le médecin.

ARTICLE XX

DE LA CROUTE DE LAIT.
(VULGAIREMENT GOURME.)

§ 1. — Définition.

La croûte de lait, ou gourme, est une inflammation de la peau, caractérisée par l'éruption de pustules (petits boutons blanchâtres), aplaties ou saillantes, qui percent et sont remplacées par des croûtes molles, épaisses, d'un jaune plus ou moins foncé.

§ 2. — Causes.

1° *Age et sexe.* — La gourme est une maladie de l'enfance; et elle attaque le plus communément les enfants à la mamelle, sans distinction de sexe, pendant le travail de la dentition.

2° *Constitution.* — Les enfants d'une constitution molle, blancs et bouffis, y sont plus exposés que les autres; il en est de même de ceux qui sont nés de parents dartreux, scrofuleux, ou ayant eu d'autres maladies de nature à laisser un vice dans leur organisme (en eux).

3° *Soins et propreté*. — Les enfants propres ou mal tenus, les enfants riches ou pauvres, peuvent également en être atteints.

4° *Contagion*. — D'après l'opinion générale, la gourme n'est pas contagieuse (ne se gagne pas).

§ 3. — Symptômes.

Le plus souvent, elle se montre sur le visage, et elle occupe le front et les joues; mais rarement on la voit siéger sur le nez et les paupières.

Elle débute par une légère démangeaison, bientôt suivie d'une éruption de pustules fort petites (petits boutons) qui se remplissent d'une humeur d'un blanc laiteux; peu de temps après, cette humeur s'écoule, et, en se desséchant, forme des croûtes épaisses, d'un jaune doré, molles, humides, se détachant avec facilité; ces croûtes se réunissant par leurs bords, il se forme ainsi des plaques variables en grandeur et en nombre, qui, lorsqu'elles s'étendent sur toute la face, la couvrent comme le ferait un véritable masque; l'humeur s'écoulant sans cesse, les croûtes deviennent de plus en plus épaisses, ou, si elles tombent, il s'en forme d'autres nou-

16.

velles qui les remplacent ; lorsqu'elles s'enlèvent, on voit qu'au-dessous d'elles, la peau est rouge, luisante, excoriée (à vif) et parsemée de légères ulcérations ; il existe une si vive démangeaison, que les enfants se grattant sans cesse avec force, font couler sous leurs doigts le sang qui donne aux plaques *croûteuses* une teinte brun rougeâtre semblable à du caramel.

§ 4. — Marche décroissante des accidents.

Lorsque la maladie commence à diminuer, les pustules suppurant moins, les croûtes se dessèchent, se fendillent, s'amincissent, et peu à peu cessent de se former ; les places qu'elles recouvraient sont d'un rose framboisé, luisantes, et quelquefois farineuses comme de légères dartres, ce qui indique que la maladie est arrivée à son terme.

§ 5. — Variétés dans la marche et dans la nature des accidents.

La gourme peut gagner le cou et les environs des oreilles ; quelquefois aussi, elle gagne la poitrine, le ventre, les bras, les cuisses, en un mot, elle devient générale.

Dans quelques cas, elle n'occupe que le cuir chevelu (peau de la tête) ; mais alors les croûtes ont une couleur plus foncée, et les cheveux sont collés ensemble à plat dans tous les points où la maladie s'est développée ; quelquefois l'humeur s'écoule en si grande abondance, que les linges dont on entoure la tête de l'enfant en sont constamment traversés ; quelquefois encore, l'inflammation devenant plus intense, il se forme sur différents points du cuir chevelu, et surtout vers la nuque, des abcès plus ou moins volumineux qui peuvent se renouveler plusieurs fois à de courts intervalles.

Parfois il existe une constipation opiniâtre, ou une abondante diarrhée.

§ 6. — Suites.

La gourme qui a pour cause le travail de la dentition ne laisse pas ordinairement de suites après elle ; mais lorsqu'elle doit sa naissance à la constitution molle et lymphatique de l'enfant, à son tempérament dartreux ou scrofuleux, ou encore qu'elle dépend d'un vice héréditaire (qu'il tient de ses parents), et que toutes ces causes n'ont pas été détruites par un traitement capable de modifier (changer) son organisation, d'autres maladies de la peau qui, pendant toute sa vie, pourront se renouveler souvent chez lui sans motif appréciable dans le moment, n'auront, en général, pour origine que la gourme dont il aura été affecté dans son enfance.

§ 7. — Durée.

La durée de la gourme est plus ou moins longue. Quand elle est liée à l'évolution dentaire, il est rare qu'elle ne disparaisse pas aussitôt que les dents ont atteint leur nombre complet; mais quand elle doit être attribuée à la constitution, au tempérament de l'enfant, ou à un vice accidentel que lui ont transmis sés parents, elle peut se prolonger pendant un temps indéfini.

§ 8. — Gravité.

Lorsque la démangeaison a l'intensité dont nous avons parlé plus haut, elle met l'enfant dans un tel état de surexcitation qu'il en perd complétement le sommeil et l'appétit, accident grave qui le fatigue et use ses forces ; quand la maladie est générale et la suppuration très-abondante, il est épuisé et tombe bientôt dans un dépérissement extrême : si au contraire cette suppuration diminue trop rapidement ou se supprime brusquement, il se fait une répercussion (rentrée) du mal à la suite de laquelle il survient, soit un engorgement des glandes de la mâchoire et du cou, soit des inflammations aiguës ou chroniques des yeux, soit de graves affections de la poitrine ou du cerveau.

§ 9. — Médication maternelle.

Quand la gourme est légère, sa médication se réduit à très-peu de chose ; avant tout on préservera la partie malade de l'action du froid, puis, plusieurs fois par jour, on la bassinera avec de l'eau de son ou de guimauve à laquelle on ajoutera un peu de tête de pavot si la démangeaison est très-vive, et, après l'avoir ainsi bassinée, on l'enduira de pommade de concombre, de *cold-cream*, ou tout simplement de saindoux bien frais : on emprisonnera les mains de l'enfant pour qu'il ne s'écorche pas; s'il ne tette plus, on évitera de lui donner une nourriture échauffante et on lui fera boire un peu de tisane d'orge, de chiendent ou de chicorée sauvage.

Recommandation importante. — Une mère ne doit jamais, de son chef, employer d'autres moyens que ceux que nous venons d'indiquer, et si la maladie se prolonge ou paraît augmenter d'intensité, elle doit consulter son médecin.

ARTICLE XXI

DE L'IMPÉTIGO DU CUIR CHEVELU.
(VULGAIREMENT GALONS.)

§ 1. — Définition.

L'impétigo du cuir chevelu, plus vulgairement désigné et connu sous le nom de galons, est une inflammation de la peau de la tête caractérisée par l'éruption, entre les cheveux, de petites pustules (petits boutons) d'où s'écoule une humeur visqueuse (collante) qui en se desséchant forme des croûtes d'un gris terne.

§ 2. — Causes.

1° *Age et sexe.* — Les galons sont surtout une maladie de l'enfance, et ils attaquent principalement les enfants de trois à six ou huit ans, sans plus de préférence pour un sexe que pour l'autre.

2° *Constitution.* — Les enfants lymphatiques, ceux qui sont nés de parents soit dartreux, soit scrofuleux, ou de parents qui ont été affectés eux-mêmes de gourme ou d'impétigo dans leur jeunesse, ces enfants, disons-nous, sont particulièrement prédisposés à être atteints des galons.

3° *Soins et propreté.* — L'impétigo du cuir che-

velu se rencontre dans toutes les classes de la société, mais cependant on l'observe bien plus souvent chez les enfants pauvres, mal nourris, vivant
de salaisons, logés dans des habitations malsaines,
mal vêtus et élevés dans la malpropreté.

4° *Contagion.* — Les galons ne sont pas contagieux (ne se gagnent pas).

§ 3. — Symptômes.

L'impétigo du cuir chevelu débute par des démangeaisons assez vives qui se font sentir sur la
partie supérieure et postérieure de la tête (dessus
et en arrière), où il siége le plus souvent, et si l'on
examine ces endroits, on voit que la peau y est
rouge, elle est même quelquefois gonflée; en outre,
on aperçoit çà et là des pustules (petits boutons)
qui tantôt sont plates et tantôt sont saillantes; ces
pustules fournissent une humeur visqueuse (collante) qui s'épaissit, se dessèche par l'action de
l'air, et donne lieu à des croûtes.

Ces croûtes, d'une forme presque toujours irrégulière, sont d'un gris terne ou brunâtres; quand
elles sont sèches, elles se broient très-facilement, et
se divisent par petits grains de grosseur inégale, dont
les uns restent collés à la peau et dont les autres,
assez semblables à du mortier grossièrement brisé
et sali par la poussière, tiennent au milieu ou sont

suspendus à la pointe des cheveux : lorsque ces croûtes sont humides, elles ont une odeur particulière fort désagréable, ressemblant à celle du beurre ou de la graisse rancis, et les cheveux sont réunis par paquets de distance en distance.

§ 4. — Variétés dans la marche et dans la nature des accidents.

Souvent les croûtes sont si dures qu'elles ont une consistance comme pierreuse et que les cataplasmes peuvent à peine les ramollir ; souvent aussi elles donnent lieu à la production d'une innombrable quantité de poux. Chez quelques enfants, après avoir duré un certain temps, la maladie disparaît en quelque sorte d'elle-même pour revenir à une époque plus ou moins éloignée, et ainsi de suite pendant plusieurs années.

§ 5. — Suites.

La seule suite à craindre de l'impétigo du cuir chevelu dont la marche n'est pas entravée par une médication imprudente, c'est la chute des cheveux, et encore cet accident est-il sans grande importance, car il n'a pas une longue durée et en peu de temps les cheveux redeviennent aussi abondants et aussi bien fournis qu'ils l'étaient avant la maladie.

§ 6. — Durée.

La durée des galons ne peut pas se déterminer d'une manière précise ; elle peut n'être que de quelques semaines, aussi bien qu'elle peut se prolonger pendant plusieurs mois et même pendant plusieurs années.

§ 7. — Gravité.

Cette maladie n'a pas par elle-même la moindre gravité ; on doit même souvent ne la considérer que comme un effort salutaire que fait la nature pour dépurer l'enfant : mais lorsque, par une imprudence, elle se trouve brusquement supprimée, sa répercussion (rentrée) peut déterminer des affections graves vers les yeux ou les oreilles, vers les poumons ou le cerveau.

§ 8. — Médication maternelle.

Ici, les soins de propreté sont les premiers à observer : pour cela on tiendra les cheveux coupés courts, presque ras ; tous les jours, une ou deux fois, on brossera légèrement la tête avec une brosse de chiendent très-souple pour faire tomber les morceaux de croûtes qui se seront détachés ; si les croûtes sont trop adhérentes (collées) pour se détacher facilement, on les humectera avec de l'eau de guimauve tiède, ou on les couvrira avec des cataplasmes de farine de lin ou de fécule de pomme de terre entre deux linges et tièdes ; on fera prendre pour tisane une infusion légère de chicorée sauvage, ou une faible décoction de houblon, et, suivant l'âge de l'enfant, une cuillerée à café ou une cuillerée à bouche de sirop antiscorbutique, le matin à jeun : les aliments ne seront ni échauffants ni trop nourrissants; par conséquent, on évitera de donner des salaisons, des viandes noires (bœuf et mouton) en trop grande quantité, et surtout on interdira d'une manière absolue toutes les boissons qui peuvent échauffer le sang.

Recommandation importante. — Si, malgré ces moyens, la maladie se prolonge ou augmente d'intensité, si encore il survient le plus léger accident, il faudra consulter un médecin.

ARTICLE XXII

DE LA VERMINE DE LA TÊTE.

(VULGAIREMENT POUX.)

§ 1. — Causes.

1° *Age.* — Les poux de la tête se montrent le plus communément dans l'enfance et il n'est pas

rare de voir des enfants dont les cheveux en fourmillent.

2° *Soins et propreté.* — Les poux peuvent se
développer chez les enfants de toutes les classes de
la société, mais, en général, ils se montrent plus
fréquemment chez les enfants pauvres, malpro-
pres, et dont les cheveux très-longs ne sont presque jamais peignés.

3° *Maladies.* — Les maladies longues et pénibles, la gourme et les galons peuvent encore
favoriser la production des poux.

§ 2. — Accidents qu'ils déterminent.

Les poux occasionnent de violentes démangeaisons qui obligent les enfants à se gratter sans cesse,
et ils se multiplient quelquefois d'une manière vrai-
ment effrayante, à ce point qu'en touchant seulement
les cheveux on en fait tomber un grand nombre.

Quand ils sont devenus nombreux, l'enfant languit ; il devient pâle, maigre, les glandes du cou
se gonflent, et quelquefois le cuir chevelu fortement
irrité s'excorie (s'écorche) et suppure légèrement,
ce qui donne lieu à la formation de croûtes minces
qui se distinguent de celles de la gourme et des galons en ce qu'elles n'ont pas d'odeur et qu'elles
présentent le même aspect que les croûtes des écorchures ordinaires.

Remarque. — On aurait donc tort de considérer les poux comme une chose insignifiante et de leur attribuer la propriété bienfaisante de purger les enfants de leurs humeurs ; il faut au contraire faire tous ses efforts pour les délivrer aussi promptement que possible de cette dégoûtante affection.

§ 3. — Médication maternelle.

On peignera l'enfant plusieurs fois par jour au peigne fin ; après l'avoir peigné, on brossera soigneusement la tête avec une brosse de chiendent pour faire tomber les lentes, et si ces dernières sont très-abondantes, il sera toujours utile de couper les cheveux très-court : on lavera tous les jours la tête avec une forte eau de savon ordinaire et tiède, ou matin et soir on la frictionnera avec de la pommade camphrée.

Recommandation importante. — Si, malgré ces moyens, les poux continuent à se multiplier, on devra recourir aux conseils d'un médecin.

ARTICLE XXIII

DE L'ENGORGEMENT ACCIDENTEL DES GANGLIONS SOUS-MAXILLAIRES ET CERVICAUX.

(VULGAIREMENT GLANDES DE LA MACHOIRE ET DU COU.)

Remarque.

Nous n'avons pas l'intention de nous occuper ici de ces glandes qui sont la première manifestation des symptômes de la scrofule (humeurs froides), nous ne voulons parler que de celles qui surviennent accidentellement et qui, après une courte durée, disparaissent sans laisser, en général, la moindre trace après elles.

§ 1. — Définition.

Les glandes accidentelles sont de petites grosseurs, rondes ou allongées, et roulant sous la peau qui, le plus communément, ne change pas de couleur.

§ 2. — Causes.

Leur apparition peut être déterminée par le travail de la dentition ou par celui de la croissance, par les douleurs d'une dent gâtée, par les poux, par la gourme, par les galons, et par la seule impression du froid.

17.

§ 3. — Symptômes.

Ces glandes se montrent soit isolément (une seule), soit plusieurs ensemble, et dans ce dernier cas elles sont presque toujours séparées l'une de l'autre par des intervalles plus ou moins grands : elles sont souvent presque invisibles à l'œil, et, comme nous l'avons dit plus haut dans notre définition, elles se reconnaissent par le sentiment, au toucher, de petites grosseurs rondes ou un peu allongées : ces grosseurs, quand on les saisit entre les doigts, roulent sous la peau qui les couvre et qui a conservé son aspect ordinaire ; elles sont insensibles à la pression, et lorsque, sans être pressées, elles sont le siége de quelque sensibilité, la sensation qu'elles font éprouver est plutôt de la gêne qu'une véritable douleur.

§ 4. — Médication maternelle.

Matin et soir on frictionnera légèrement les glandes avec de la pommade camphrée, et on les couvrira avec une légère couche de ouate pour y entretenir une douce chaleur : on fera prendre à l'enfant des bains rendus fortifiants au moyen d'une certaine quantité de sel gris ou de lie de vin, on lui fera prendre de l'exercice en plein air, et si c'est en hiver, on lui fera porter des vêtements de

laine pour le mettre entièrement à l'abri du froid :
s'il est sevré, il pourra boire une tisane de chicorée
sauvage ou de houblon, et s'il est déjà un peu
grand, outre ses aliments ordinaires, il mangera
du cresson.

Recommandation importante. — Lorsque, malgré ces moyens, les glandes augmentent en grosseur
et en nombre, ou que la peau qui les recouvre
commence à rougir, on doit avoir recours au
médecin.

ARTICLE XXIV

DES CONTUSIONS.

§ 1. — Définition.

La contusion est une blessure produite par le
choc ou la pression d'un corps non pointu, lourd et
dur, qui est lancé sur une personne avec force et
vitesse, ou sur lequel un individu vient se heurter
violemment : elle peut avoir lieu avec ou sans dé-
chirure à la peau, et lorsque cette dernière est
entamée, la contusion prend le nom de plaie
contuse.

§ 2. — Causes.

Notre définition indique déjà par elle-même quelles sont les causes des contusions, nous n'avons donc rien à ajouter à cet égard, si ce n'est qu'elles sont plus fréquentes dans l'enfance qu'à tout autre âge.

§ 3. — Symptômes.

La contusion présente différents symptômes suivant la partie du corps où elle a eu lieu.

1° *Tête.* — Lorsque le coup est porté sur la tête, le premier effet de la contusion est une bosse : selon le plus ou moins de force du coup, la peau reste blanche, ou devient bleue, quelquefois même noirâtre ; cette bosse et cette coloration sont dues à ce que, de petits vaisseaux ayant été déchirés, il s'est épanché (écoulé et amassé) du sang sous la peau, et la grosseur de la bosse varie suivant la plus ou moins grande quantité de sang épanché.

Si, par suite de la violence ou de la nature du coup, la peau a été entamée, la bosse est beaucoup moins grosse, quelquefois même il n'en existe pas du tout, parce que la plus grande partie ou la totalité du sang qui aurait dû la former s'est écoulée au dehors par la plaie.

2° *Parties charnues.* — Les contusions qui ont

lieu sur les parties charnues, telles que les fesses, les hanches, les cuisses, ne sont pas ordinairement suivies de gonflement, mais elles produisent des ecchymoses (taches bleues ou violettes) plus ou moins étendues, qui parfois, au lieu de se manifester à l'endroit même où le coup a été reçu, ne se montrent que plus bas, parce que le sang épanché a fusé (glissé) sous la peau.

3° *Articulations.* — Les contusions du genou, du coude et des épaules déterminent souvent une tuméfaction (enflure) assez considérable, parfois accompagnée d'une chaleur et d'une rougeur qui s'étendent à toute l'articulation.

Remarque. — Quel que soit l'endroit où la contusion ait eu lieu, le point qui en est le siége est sensible au toucher, le plus léger mouvement y détermine une douleur plus ou moins vive suivant l'intensité de la lésion, et cette douleur est toujours plus aiguë dans les articulations qu'ailleurs.

§ **4.** — Suites.

Les contusions de la tête peuvent déterminer des épanchements de sang et des inflammations très-graves dans le cerveau et dans les membranes qui l'enveloppent, accidents qui le plus souvent amènent la mort ; les contusions des parties charnues donnent lieu quelquefois à la formation de tumeurs

sanguines considérables ; si quelque nerf important
a été atteint, il peut en résulter une paralysie quelquefois incurable ; si un grand os a ressenti le contre-
coup, une carie (ulcération) plus ou moins étendue
de cet os peut en être la suite ; enfin les contusions
des articulations peuvent y produire de vives inflammations qui deviennent le point de départ
d'ankyloses (soudures) qui en rendent les mouvements impossibles, ou de tumeurs blanches qui le
plus fréquemment rendent nécessaire l'amputation
du membre pour sauver la vie du malade quand
elles ne sont pas infailliblement mortelles.

§ 5. — Gravité.

Ce que nous venons de dire des suites possibles
des contusions en indique, nous le pensons, suffi-
samment la gravité dans quelques cas, pour que
nous n'ajoutions rien à ce sujet, et si nous sommes
entré dans des détails aussi étendus que ceux qu'on
vient de lire, c'est que dans notre pratique, déjà
longue, nous avons trop souvent vu beaucoup de
personnes ne considérer les contusions que comme
une chose insignifiante et n'y attacher par conséquent que fort peu d'importance : cette incurie a
été, à notre connaissance, la cause de trop de maladies graves, pour que nous n'ayons pas cru devoir
attirer fortement l'attention sur ces accidents.

§ 6. — Médication maternelle.

Lorsque la contusion a eu lieu vers la tête et que la peau n'a pas été entamée, on appliquera sur la bosse une compresse un peu épaisse trempée dans de l'eau salée, dans de l'eau-de-vie camphrée, ou dans une forte eau de savon mêlée à de l'eau-de-vie ordinaire, dans la proportion d'un petit verre d'eau-de-vie pour un grand verre d'eau de savon, et on mettra par-dessus cette compresse une bande pour comprimer légèrement la bosse ; si la peau a été écorchée, on emploiera pour imbiber les compresses de l'eau froide simple ou de l'eau blanche, et si elle a été fendue, on ne se servira que d'eau simple la plus froide possible.

Nous ajouterons que quand c'est la tête qui a été frappée, on doit faire boire trois à quatre petites tasses par jour d'une infusion d'arnica, de tilleul ou de feuilles d'oranger tiède et sucrée, et promener des cataplasmes sinapisés sur les cuisses et sur les jambes.

Dans les contusions des parties charnues les mêmes moyens pourront être employés, mais il sera mieux encore de frictionner la partie malade avec de la pommade camphrée et d'y appliquer ensuite une compresse imbibée d'eau sédative.

Enfin dans les contusions des articulations on

couvrira ces dernières de cataplasmes de farine de lin entre deux linges et fortement arrosés avec de l'eau-de-vie camphrée, de l'eau blanche, ou de l'eau salée.

Recommandation importante. — Lorsque la contusion, quel que soit son siége, a été très-forte; lorsque par suite de celle de la tête la peau se trouve fendue, ou que l'enfant est rouge, abattu ou assoupi; lorsque par l'effet du coup porté sur une articulation les mouvements de celle-ci occasion-nent une vive douleur, on ne doit jamais manquer d'appeler le médecin.

ARTICLE XXV

DES BRULURES.

§ **1.** — Définition.

On donne le nom de brûlure à l'action plus ou moins forte et plus ou moins prolongée d'une très-violente chaleur sur une partie quelconque du corps.

§ **2.** — Causes.

Les brûlures sont très-fréquentes chez les en-

fants : elles peuvent être produites par le feu, par
les corps solides rouges ou seulement fortement
chauffés ; par les vapeurs ou les liquides très-
chauds, et même par l'ardeur des rayons solaires,
car les coups de soleil ne sont pas autre chose que
des brûlures.

§ 3. — Symptômes.

La brûlure peut se présenter à différents degrés,
et il y en a trois importants à noter.

Dans le premier degré, l'épiderme (première
peau) est desséché et la surface du derme (seconde
peau) est rouge : cet état disparaît en peu de jours,
et le plus souvent l'épiderme s'enlève et tombe.

Dans le second degré de la brûlure, la partie
brûlée, se couvre de phlyctènes (petites cloches)
remplies d'un liquide clair et limpide, et peu
après, autour de ces phlyctènes, il survient du gonflement et de la rougeur ; si les cloches sont crevées
et que l'épiderme soit enlevé, la surface mise à nu
suppure comme la plaie produite par un vésicatoire, ce qui fait que dans ce cas la guérison est
quelquefois assez longue à obtenir.

La brûlure au troisième degré est constituée par
la destruction d'une partie de l'épaisseur du derme
(seconde peau). Alors on voit des taches grises,
jaunes ou brunes, minces, souples, et qui ne sont

18

douloureuses que quand on appuie sur elles un peu fort ; les phlyctènes (cloches) qui souvent recouvrent ces taches contiennent ordinairement un liquide couleur de lait, brunâtre ou fortement teint par le sang ; au bout de quelque temps les parties où se trouvent ces cloches se détachent en totalité ou par morceaux en laissant au-dessous d'elles des ulcérations peu profondes qui, après s'être cicatrisées, laissent des marques blanches, luisantes, ineffaçables, et quelquefois des brides (coutures).

Au moment où a lieu la brûlure, et nous ne parlons ici que des brûlures peu étendues, il se manifeste une douleur et un sentiment de chaleur très-vifs, qui se prolongent pendant quelque temps, et il y a de la fièvre dans la partie brûlée seulement ; mais lorsque celle-ci est un peu grande, il y a une fièvre générale avec retentissement, parfois, sur le cerveau, la moelle épinière, le tube digestif ou la poitrine.

§ 4. — Médication maternelle.

Aussitôt que la brûlure vient d'avoir lieu, si c'est à la main ou au pied, on plonge immédiatement cette partie dans de l'eau froide où on la laisse pendant plusieurs heures, en ayant le soin de renouveler l'eau dès qu'elle commence à s'échauffer.

Lorsque la partie brûlée ne peut pas être plongée

dans l'eau, on s'empresse de la couvrir de compresses mouillées, qu'on change rapidement toutes les deux ou trois minutes pour qu'elles soient toujours froides.

Au lieu de tremper les linges dans l'eau, on peut également les plonger dans de l'esprit de vin ou du vinaigre, en ayant la précaution de les arroser souvent pour qu'ils ne sèchent pas.

Enfin, on peut encore couvrir les parties brûlées avec plusieurs couches minces de ouate, posées l'une sur l'autre ; on les fixe à l'aide d'une petite bande peu serrée, et on les laisse en place jusqu'à la guérison parfaite, à moins qu'elles ne deviennent trop sales avant cette époque, auquel cas on en opérera le changement avec promptitude, afin que la surface malade ne reste exposée à l'air que le moins longtemps possible.

Ces moyens sont les meilleurs pour calmer promptement la douleur que causent les brûlures et pour en amener la guérison dans le délai le moins long.

Remarque. — Lorsqu'il existe des phlyctènes (cloches), il faut toujours les percer avec une aiguille pour faire sortir l'eau qu'elles contiennent ; mais il est très-important de ne jamais en enlever la peau ; on aura bien soin au contraire de la laisser en place et l'on emploiera par-dessus elle les moyens que nous venons d'indiquer.

Recommandation importante. — Il est bien entendu qu'à la moindre apparence de gravité au moment de l'arrivée de l'accident, ou à la plus légère aggravation du mal, on s'empressera d'appeler le médecin.

ARTICLE XXVI

DES PIQURES D'INSECTES.

§ **1.** — Accidents qu'elles déterminent.

Les piqûres d'insectes, tels que les abeilles, les guêpes, le frelon, le bourdon, les cousins, sont on ne peut plus communes chez les enfants, et, en vertu de la finesse et de l'extrême sensibilité de leur peau, elles déterminent quelquefois chez eux des accidents assez incommodes ou sérieux.

Presque tous ces insectes déposant dans l'endroit qu'ils ont piqué une substance vénéneuse (un venin), ou bien y laissant leur dard, leurs piqûres sont ordinairement suivies d'un gonflement bientôt accompagné de rougeur, de chaleur, de démangeaison, de cuisson, ou même d'élancements ; quelquefois cette inflammation gagnant de proche en proche, la peau qui entoure les piqûres devient également le siége d'une rougeur qui peu à peu prend

tous les caractères de l'érysipèle, et se complique
de fièvre générale, d'irritation, d'agitation et d'in-
somnie (perte de sommeil) ; il faut donc faire tous
ses efforts pour empêcher ces accidents de survenir.

§ 2. — Médication maternelle.

Aussitôt que la piqûre est aperçue, il faut la couvrir d'une compresse fortement imbibée d'eau sédative ou d'alcool camphré qu'on tiendra constamment mouillée et qu'on laissera en place aussi
longtemps que les effets de cette piqûre se feront
sentir ; si l'on n'en a connaissance que quand la
rougeur érysipélateuse a déjà commencé, on étendra sur la partie malade de la pommade camphrée
et on y appliquera un cataplasme de farine de lin
entre deux linges et délayée dans une forte décoction de fleurs de sureau et de tête de pavot.

Recommandation importante. — Si, à l'aide de
ces moyens, les accidents ne se calment pas, il ne
faudra jamais négliger d'appeler le médecin.

ARTICLE XXVII

DES ENGELURES.

§ 1. — Définition.

L'engelure est une inflammation de la peau, qui ordinairement a son siége vers les endroits où la circulation est le moins active, comme aux doigts des pieds et des mains, aux talons, aux oreilles et au nez.

§ 2. — Causes.

1° *Constitution.* — Les individus lymphatiques (peu sanguins) et ceux dont la peau est tendre et délicate y sont plus disposés que les autres, ce qui explique pourquoi les enfants en sont si fréquemment atteints.

2° *Température.* — La trop longue exposition au froid, pour les pieds, les oreilles et le nez principalement; le passage subit du chaud au froid ou du froid au chaud; l'humidité des mains qu'on n'essuie pas assez après les avoir lavées, ou qu'on approche du feu quand elles sont très-froides, telles sont les causes qui déterminent le développement des engelures.

§ 3. — Symptômes.

Les engelures s'annoncent par une démangeaison plus ou moins vive, quelquefois insupportable ; puis la partie qui est le siége de cette démangeaison s'enflamme, se gonfle, picote, est chaude, douloureuse et devient d'un rouge brun, livide, bleuâtre ou violet ; la chaleur, surtout celle du feu ou du lit, fait augmenter tous ces accidents : si l'on ne fait rien contre eux, l'épiderme (première peau) se gerce, se fendille et ses crevasses donnent lieu à des plaies qui suppurent.

§ 4. — Médication maternelle.

Lorsque aucune plaie n'existe encore sur la peau, il faut la frictionner plusieurs fois par jour avec de l'alcool camphré ou de l'eau sédative, et entourer ensuite la partie malade avec des compresses trempées dans les mêmes liquides ou imbibées avec une dissolution d'alun faite dans les proportions suivantes, alun 60 grammes (deux onces) pour eau 500 grammes (demi-litre).

Lorsque la peau est devenue le siége de crevasses ou de plaies, on bassinera ces dernières avec de l'eau blanche et on les pansera ensuite avec du cérat de saturne étendu sur un linge fin.

Recommandation importante. — Quand, malgré

ces moyens, la guérison se fait un peu attendre, il faut consulter un médecin.

ARTICLE XXVIII

DE L'ÉPISTAXIS.

(VULGAIREMENT SAIGNEMENT DE NEZ.)

Le saignement de nez est on ne peut plus fréquent chez les enfants, il en est même quelques-uns qui en sont pris plusieurs fois par jour, et qui chaque fois perdent une assez grande quantité de sang.

Lorsque l'écoulement est peu fort, on peut sans danger l'abandonner aux seules ressources de la nature, il s'arrêtera presque toujours de lui-même ; mais quand il est très-abondant, il devient pour l'enfant une cause d'affaiblissement, et l'on doit s'empresser de lui opposer l'un des moyens suivants.

Médication maternelle.

En premier lieu, on élèvera rapidement les bras de l'enfant et on les maintiendra tendus dans cette position pendant huit à dix minutes en lui faisant tenir la tête et le corps droits ; il est rare que le sang ne soit pas arrêté par ce moyen : on pourra encore appliquer un sinapisme entre les deux épaules, ou faire prendre un bain de pieds à la moutarde en même temps qu'on appliquera des compresses imbibées d'eau froide sur la tête ; enfin, il suffira quelquefois de serrer les narines entre deux doigts, pendant une dizaine de minutes durant lesquelles l'enfant respirera par la bouche, pour que l'accident soit maîtrisé.

Recommandation importante. — Si par ces moyens on ne réussit pas à arrêter le sang, il faudra appeler un médecin.

CHAPITRE III

Petit Formulaire maternel.

ARTICLE PREMIER

DES TISANES.

§ **1.** — Définition.

Les tisanes sont des liquides plus ou moins chargés de principes médicamenteux et qui servent de
boisson habituelle aux malades.

§ **2.** — Manières de préparer les tisanes.

Les tisanes se préparent par infusion ou par décoction.

1° *Infusion*. — L'infusion se fait en versant de l'eau
bouillante sur les médicaments dont on veut obtenir
les principes, et elle doit s'opérer dans des vases bien
fermés afin d'éviter toute espèce d'évaporation.

2° *Décoction*. — La décoction est une opération par
laquelle on fait bouillir les substances médicamenteuses dans le liquide qui a été ordonné, et cela pendant un temps qui varie entre un quart d'heure et
une heure, suivant que les substances employées
sont plus ou moins sèches et dures.

Remarque. — Pour l'infusion comme pour la décoction, aussitôt que le liquide est revenu à l'état tiède, il faut le verser dans un autre vase pour en séparer la substance employée afin d'éviter que la tisane ne devienne trop forte.

§ 3. — Manière de faire prendre les tisanes.

Toutes les tisanes doivent être prises tièdes, ou dégourdies, à moins d'ordonnance contraire ; elles seront plus ou moins sucrées, suivant le goût du malade si l'on emploie le sucre, et suivant le désir du médecin si l'on fait usage d'un sirop particulier.

Il ne faut pas gorger le malade de tisane, c'est-à-dire lui en faire boire tout d'un trait d'énormes tasses, comme beaucoup de personnes croient utile de le faire ; cette méthode a presque toujours pour résultat de surcharger l'estomac d'une manière fatigante ou d'amener un dégoût invincible : il est donc beaucoup plus convenable de la donner par petites tasses à café à des distances plus rapprochées l'une de l'autre, de quart d'heure en quart d'heure, ou de vingt minutes en vingt minutes, par exemple, en observant toutefois que si le malade dort, il ne faut jamais, ni le jour ni la nuit, le réveiller par excès de zèle pour l'exécution de l'ordonnance, car un bon sommeil est le meilleur de tous les médicaments. Cette recommandation paraîtra sans doute singulière ; mais nous avons cru fort utile de ne pas la passer sous silence, parce que nous avons souvent vu commettre l'erreur qui en fait l'objet.

Les tisanes émollientes ont pour effet d'apporter un adoucissement dans les organes enflammés, aussi les a-t-on encore appelées tisanes adoucissantes.

Elles se préparent soit avec les fleurs, soit avec les feuilles, soit avec la racine de certaines plantes dont nous allons indiquer celles qui sont le plus fréquemment employées.

SECTION PREMIÈRE.

Toutes les tisanes qui font le sujet de cette première section sont surtout employées, et de préférence à toutes les autres, dans les inflammations de la poitrine, ce qui les fait désigner principalement sous le nom de tisanes pectorales.

1° De la mauve.

La mauve est une des plantes le plus en réputation comme émolliente, adoucissante et pectorale.

On emploie ses fleurs et ses feuilles, mais ses fleurs seules servent pour les tisanes : on les fait *infuser* à la dose d'une ou deux pincées par litre d'eau bouillante.

Les feuilles de la mauve ont un usage dont nous parlerons plus loin (voir à la table *Fomentations, Lavements*).

2° De la guimauve.

La guimauve est une plante émolliente et adoucissante au plus haut degré dont on emploie les fleurs, les feuilles et la racine.

Fleurs. — Les fleurs de guimauve se font *infuser* à la dose d'une à deux pincées par litre d'eau bouillante ; elles ne servent que pour les tisanes.

Feuilles. — Les feuilles ont un usage dont nous parlerons plus loin (pages 239 et 242).

Racine. — La racine de guimauve s'emploie sèche ou fraîche : dans le commerce elle est ordinairement sèche, dépouillée de son épiderme jaunâtre (première peau), et par conséquent d'une belle couleur blanche : on peut aussi en préparer des tisanes et dans ce cas on la fait *infuser* à la dose de quinze à trente grammes (une demi-once à une once) par litre d'eau bouillante, en ayant le soin de ne l'y laisser séjourner que peu de temps, vingt minutes environ, afin que la tisane ne soit pas trop mucilagineuse (grasse), ce qui la rendrait dégoûtante à boire.

La racine de guimauve sert aussi à d'autres usages que nous avons indiqués (pages 242 et 245).

3° De la violette.

La violette est une plante adoucissante qui a en outre la propriété de favoriser l'expectoration (le crachement) : on en emploie la fleur *en infusion* à la dose d'une à deux pincées par litre d'eau bouillante.

4° Du coquelicot.

Le coquelicot jouit de propriétés calmantes et adoucissantes : on n'en emploie que la fleur en *infusion*, à la dose d'une à trois pincées par litre d'eau bouillante.

5° Des quatre fleurs.

Les quatre fleurs sont un mélange, en quantités égales, des fleurs des quatre plantes précédentes : elles se font *infuser* à la dose de deux ou trois pincées par litre d'eau bouillante.

6° Des quatre fruits.

Les dattes, les jujubes, les figues, les raisins secs mêlés en quantités égales constituent les quatre fruits pectoraux : on les emploie, en *décoction*, à la dose de deux cent cinquante à cinq cents grammes du mélange (une demi-livre à une livre) par litre d'eau.

SECTION DEUXIÉME.

Les tisanes dont nous allons parler dans cette seconde section sont celles qu'on administre ordinairement dans les inflammations du tube digestif.

1° De la gomme.

La gomme est une des substances émollientes les

plus habituellement employées en médecine ; on la fait dissoudre à la dose de quinze à trente grammes (une demi-once à une once) par litre d'eau, et elle se dissout beaucoup plus facilement, quand elle a été réduite en poudre que quand on la laisse en morceaux.

La gomme s'emploie seule, ainsi dissoute, pour tisane, ou elle peut être ajoutée à toutes les autre tisanes adoucissantes, aussi en met-on presque toujours dans les tisanes pectorales.

2° De l'orge.

Pour la préparation des tisanes l'orge est dépouillé de son écorce ; quand les grains ont conservé à peu près leur forme, on l'appelle orge mondé ; quand au contraire les grains ont été plus ou moins arrondis et polis, on le nomme orge perlé.

L'orge, qu'il soit mondé ou perlé, s'emploie en *décoction* à la dose de quinze à trente grammes (une demi-once à une once) par litre d'eau.

3° Du gruau.

Le gruau est le grain de l'avoine ordinaire dépouillé de son écorce et grossièrement pulvérisé; on l'emploie en *décoction* à la dose de quinze à trente grammes (une demi-once à une once) par litre d'eau.

Cette décoction, vulgairement appelée eau de gruau, outre qu'elle est administrée comme tisane, constitue encore généralement une partie de la nourriture des petits enfants en la mêlant avec une plus ou moins grande quantité de lait.

4º Du son.

Le son à la dose d'une petite poignée pour un litre d'eau dans laquelle on le fait bouillir pendant un quart d'heure environ, fait une tisane très-adoucissante ; seulement il faut avoir le soin de la passer à travers un linge fin ou un tamis pour qu'il n'y reste aucune parcelle de son : dans quelques cas on peut y ajouter un peu de lait.

§ 5. — Des tisanes tempérantes (rafraîchissantes).

Les tisanes tempérantes ont pour effet de ralentir la rapidité de la circulation du sang et de diminuer la chaleur du corps : aussi sont-elles très-souvent employées dans les maladies caractérisées par des accidents inflammatoires généraux. Toutes les tisanes tempérantes possèdent une saveur acide plus ou moins prononcée.

1º Du vinaigre ordinaire.

A la dose de quinze à soixante grammes (une demi-once à deux onces) dans un litre d'eau sucrée d'une manière convenable avec du miel ou du sucre, le vinaigre n'irrite pas l'estomac et passant dans le torrent de la circulation du sang, il apaise la chaleur de ce dernier.

2° Du citron.

Le citron est un fruit que tout le monde connaît ;
il sert fréquemment à préparer la limonade, boisson
aussi agréable qu'utile, dont nous allons donner le
mode de préparation que bien des personnes ignorent, et nous ne parlerons ici que de celle qui doit
servir de tisane aux malades.

On commence par dépouiller le citron de son
écorce en le pelant comme on pèlerait une pomme ;
cela fait, on le coupe par tranches en le tenant au-
dessus du vase dans lequel on doit faire la boisson
pour qu'il ne se perde pas une seule goutte du jus,
puis on retire de chaque tranche les pepins qu'elle
renferme, et après avoir mis du sucre en plus ou
moins grande quantité suivant le goût du malade, on
verse sur le tout de l'eau bouillante.

Cette limonade est celle qu'on appelle limonade
cuite ; on la laisse refroidir sur le citron avant de la
donner à boire et, en général, on emploie pour la
préparer un citron par litre d'eau : faite de cette manière, elle est beaucoup moins indigeste que celle
qui se fait à l'eau froide.

Selon que le médecin le juge convenable, il peut
ordonner de ne pas dépouiller le citron de son
écorce, ou d'ajouter un peu de vin à la boisson, ce qui
dans ce dernier cas constitue la limonade vineuse
quelquefois fort utile.

3° De l'orange.

L'orange s'emploie de la même manière que le citron, et elle ne diffère de ce dernier qu'en ce qu'elle est beaucoup moins acide, plus sucrée et plus amère que lui ; la boisson qu'on prépare avec elle a reçu le nom d'orangeade, on en fait également un très-fréquent usage.

4° Des pommes reinettes.

Les pommes de reinette fournissent aussi une très-bonne tisane : une seule pomme d'une moyenne grosseur suffit pour un litre d'eau ; on la pèle, on la coupe par tranches et on la fait bouillir pendant quinze à vingt minutes : cette boisson convenablement sucrée est assez agréable à boire.

5° Des groseilles rouges et blanches.

Le suc exprimé (jus) des groseilles mêlé à l'eau peut être employé quelquefois pour tisane ; on la prépare de la manière suivante : des groseilles égrenées étant mises dans un linge fin et bien propre, on le tord et on le presse fortement entre les mains jusqu'à ce qu'il ne sorte plus rien à travers, ce qui annonce que les fruits ont rendu tout leur jus qu'on a eu le soin de recevoir dans un vase un peu grand ; alors on y ajoute de l'eau froide ainsi que du sucre, et la tisane est faite.

Cent vingt-cinq grammes (quatre onces) de groseilles suffisent pour un litre d'eau.

6° De quelques autres fruits.

Les cerises, les framboises, les fraises, les mûres, servent encore assez souvent pour faire des tisanes, dont les doses et la préparation sont exactement les mêmes que celles que nous venons d'indiquer pour la tisane de groseilles.

§ 6. — Des tisanes sudorifiques (qui font suer).

On donne le nom de sudorifiques aux tisanes qui déterminent l'augmentation de la transpiration cutanée (qui poussent à la peau).

1° Du sureau.

Le sureau est un arbre que tout le monde connaît et dont les fleurs sont d'un usage on ne peut plus vulgaire comme sudorifiques; pour tisanes elles s'emploient fraîches ou sèches en *infusion* à la dose de trois à cinq pincées par litre d'eau bouillante; cette tisane doit être prise chaude.

Les fleurs de sureau servent encore à d'autres usages dont nous parlerons (page 243).

2° De la bourrache.

La bourrache est une des plantes les plus employées; elle jouit de propriétés sudorifiques en même temps qu'adoucissantes ; ses fleurs et ses feuilles, soit séparément, soit ensemble, servent à préparer des tisanes et se font *infuser* à la dose d'une petite poignée par litre d'eau bouillante : cette infusion doit être prise chaude.

3⁰ Du cassis.

Les feuilles du cassis, ou groseillier noir, sont vulgairement employées aussi comme sudorifiques ; elles se font *infuser* à la dose d'une petite poignée par litre d'eau bouillante et cette infusion doit être administrée de la même manière que les deux précédentes.

§ 7. — Des tisanes diurétiques (qui font uriner).

On appelle tisanes diurétiques, celles qui agissent sur les reins de manière à leur imprimer une excitation qui détermine une augmentation de la sécrétion de l'urine.

1⁰ Du chiendent.

Le chiendent, cette plante qui se reproduit avec une si grande rapidité dans les endroits incultes et qu'il est si difficile de détruire, a cependant assez d'utilité en médecine dans tous les cas où il est nécessaire d'augmenter la quantité des urines : on en emploie la racine en *décoction* à la dose d'un petit paquet gros comme deux doigts de la main pour un litre d'eau.

2° De l'asperge.

La racine d'asperge jouit des mêmes propriétés et s'emploie de la même manière que la racine de chiendent ; mais elle a l'inconvénient de communiquer à l'urine une odeur très-désagréable semblable à celle que produit l'asperge elle-même , odeur que du reste on peut faire disparaître en jetant une très-petite quantité de vinaigre dans le vase de nuit.

Remarque. — Ces deux racines ayant un chevelu assez abondant qui reste en suspension dans l'eau, il est important de passer leurs tisanes à travers un linge fin pour éviter qu'elles ne soient lourdes ; car c'est à cette particularité qu'il faut attribuer le sentiment de pesanteur sur l'estomac qu'elles font quelquefois éprouver aux malades qui sont mis à leur usage.

3° Des queues de cerises.

Les queues de cerises sont aussi d'un usage très-fréquent dans tous les cas où il est convenable d'augmenter la sécrétion urinaire (de pousser aux urines); on les emploie en *décoction* à la dose d'un petit paquet gros comme un doigt de la main par litre d'eau, et on ne les laisse bouillir que pendant très-peu de temps.

4° Du lin.

Le lin est une plante dont la graine est très-fréquemment employée comme émolliente et qui à cette propriété joint celle d'activer la sécrétion de l'urine en même temps qu'elle calme les irritations des reins et de la vessie ; on en fait une *décoction* à la dose d'une cuillerée à café par litre d'eau : quand l'eau bout, on y jette la graine qu'on laisse bouillir pendant cinq minutes seulement, puis pour que la tisane ne devienne pas trop épaisse, et par conséquent dégoûtante à boire, on la sépare aussitôt de la graine en la versant dans un autre vase ; on peut la mêler avec les tisanes diurétiques précédentes.

La graine de lin sert encore à d'autres usages dont nous parlerons (pages 241 et 245).

§ 8. — Des tisanes laxatives (relâchantes).

Les tisanes laxatives sont celles qui sans purger rendent cependant plus faciles et plus nombreuses les évacuations intestinales (les selles) ; elles sont employées aussi pour faciliter l'action des purgatifs.

1º Du bouillon aux herbes.

Le bouillon aux herbes se prépare avec deux poignées d'oseille, trois ou quatre feuilles de poirée, et un peu de cerfeuil, par litre d'eau ; on peut même le faire avec de l'oseille et du cerfeuil seulement, ou y ajouter un peu de chicorée sauvage : après avoir laissé bouillir ces herbes un temps suffisant pour qu'elles soient cuites, on met dans le liquide un peu de sel et de beurre frais, puis on le passe ; cette dernière précaution n'est pas cependant indispensable.

On le fait boire tiède et par tasses.

2° De l'eau miellée.

L'eau miellée se prépare avec trente à soixante grammes (une à deux onces) de miel que l'on fait dissoudre dans un demi-litre d'eau bouillante : elle se donne un peu chaude.

3° Des pruneaux.

Les pruneaux, surtout ceux qui sont un peu acides, en décoction à la dose de deux cent cinquante grammes (une demi-livre) par litre d'eau, font une très-bonne tisane laxative : on doit les laisser bouillir au moins pendant une heure : le jus de pruneaux peut se donner tiède ou froid.

4° Du petit-lait.

Le petit-lait se prépare en jetant un peu de vinaigre dans du lait qu'on fait ensuite bouillir ; c'est un laxatif léger qui se boit froid.

§ 9. — Des tisanes astringentes (qui resserrent).

Les tisanes astringentes sont celles qui ont la propriété de resserrer les tissus avec lesquels on les met en contact, et de diminuer ou d'arrêter la sécrétion des liquides qu'ils fournissent.

1° Du riz.

Le riz possède des propriétés astringentes et tout

à la fois émollientes ; aussi est-il communément employé dans toutes les diarrhées et les dyssenteries légères : on en fait une *décoction* à la dose d'une cuillerée à bouche par litre d'eau, et on le laisse bouillir jusqu'à ce qu'il soit bien crevé, car ce n'est qu'à ce moment que la tisane a acquis toutes ses qualités.

Le riz sert encore à d'autres usages dont nous parlerons (page 249).

2° Du coing.

Le coing est encore un des astringents les plus vulgairement employés : après l'avoir pelé on le coupe par tranches et on en fait une *décoction :* un coing de moyenne grosseur suffit pour un litre d'eau.

Les pepins de coing ont un usage dont nous parlerons (page 249).

3° Des fruits de l'églantier.

Le fruit de l'églantier, vulgairement appelé *gratte-cul*, jouit aussi de propriétés astringentes : on l'emploie en décoction à la dose d'une petite poignée par litre d'eau.

4° De la rose rouge.

La rose rouge, appelée encore rose de Provins, a des propriétés assez astringentes, on en emploie les pétales (feuilles des fleurs) : pour les tisanes on en

fait une *infusion* à la dose d'une à deux ou trois pincées par litre d'eau bouillante.

5° Du fraisier.

La racine de fraisier est aussi légèrement astrin-
gente ; on l'emploie en *décoction* à la dose d'un petit
paquet gros comme deux doigts de la main par litre
d'eau.

§ **10**. — *Des tisanes antispasmodiques (calmantes).*

On donne le nom de tisanes antispasmodiques à
celles dont l'action est d'apaiser les troubles du système nerveux (des nerfs), et qui calment la douleur
ainsi que l'agitation que produisent ces troubles,
sans occasionner pour cela d'assoupissement.

1° Du tilleul.

Le tilleul est un arbre dont les fleurs seules **sont**
employées : la tisane de tilleul se fait par *infusion* à la
dose d'une à deux pincées de fleurs par litre d'eau
bouillante.

2° Des fleurs d'oranger.

Les fleurs d'oranger, quoique d'un usage beaucoup
moins commun que l'eau de fleurs d'oranger, s'emploient quelquefois aussi pour la préparation d'une
tisane antispasmodique : elles se font *infuser* à la dose
d'une à deux pincées par litre d'eau bouillante.

3° De la mélisse.

La mélisse est une plante dont on emploie à la fois les tiges, les feuilles et les fleurs : la tisane qu'on en prépare se fait par *infusion* à la dose d'une à deux pincées par litre d'eau bouillante.

§ 11. — Des tisanes toniques (fortifiantes).

On appelle tisanes toniques, celles dont l'action générale sur l'individu qui les prend a pour effet d'augmenter petit à petit la force de ses organes : toutes les plantes toniques sont amères.

1° De la petite centaurée.

La petite centaurée est une des plantes amères de nos pays les plus estimées comme toniques : on en emploie les fleurs en *infusion* à la dose de deux ou trois pincées par litre d'eau bouillante : cette infusion peut être donnée froide.

2° De la chicorée sauvage.

La chicorée sauvage est une plante connue de tout le monde, on en emploie les feuilles et la racine en *décoction*, les feuilles à la dose d'une ou deux poignées par litre d'eau et la racine à la dose d'un ou deux petits paquets gros comme deux doigts de la main pour la même quantité d'eau. Cette décoction peut aussi être prise froide.

3º Du pissenlit.

Le pissenlit est une des plantes les plus communes ; on en emploie les feuilles et la racine en *décoction* à la dose, par litre d'eau, d'une à deux poignées de feuilles, ou d'un à deux petits paquets de racines gros chacun comme deux doigts de la main.

4º Du houblon.

La tisane de houblon suivant qu'on veut lui donner plus ou moins de force, se fait par *infusion* ou par *décoction* à la dose de quinze à trente grammes (une demi-once à une once) par litre d'eau.

La tisane de houblon se prend froide et quelquefois on y mêle un tiers ou un quart de vin rouge.

§ 12. — Des tisanes stimulantes (excitantes).

On donne le nom de stimulantes aux tisanes qui ont pour effet de produire une excitation momentanée sur les organes malades.

1º De la camomille.

La camomille est une plante dont on n'emploie que les fleurs ; dans le commerce elles sont toujours sèches, mais on peut aussi les employer fraîches. On les fait *infuser* à la dose de quinze à vingt têtes par litre d'eau bouillante : il faut donner cette tisane par petites tasses et tiède, car prise en trop grande quantité à la fois et trop chaude, elle pourrait provoquer des vomissements.

La camomille sert encore à d'autres usages dont nous parlerons (page 247).

2° *Des feuilles d'oranger.*

Les feuilles d'oranger jouissent de propriétés stimulantes assez énergiques et sont en même temps légèrement antispasmodiques ; on les emploie en *infusion* à la dose de quatre à dix par litre d'eau bouillante.

3° De la menthe.

La menthe, d'une odeur et d'un goût très-agréables, possède des propriétés stimulantes assez prononcées ; on en emploie à la fois les tiges, les feuilles et les fleurs en *infusion* à la dose d'une à deux pincées par litre d'eau *bouillante*.

4° De l'arnica.

L'arnica est une plante excitante très-usitée pour prévenir les suites des contusions ; on en emploie les fleurs en *infusion* à la dose d'une petite pincée pour une tasse d'eau bouillante.

5° Du thé.

Tout le monde connaît les propriétés et la manière de préparer le thé, nous dirons donc seulement à ce sujet que le thé vert est plus stimulant que le noir.

§ 13. — Des tisanes vermifuges (contre les vers).

Les tisanes vermifuges sont celles qui jouissent de la propriété de tuer les vers intestinaux ou de les expulser au dehors.

1° De la mousse de Corse.

La mousse de Corse agit avec beaucoup d'énergie sur les vers intestinaux, seulement son odeur et son goût désagréables la rendent d'une administration difficile ; on en fait une *infusion* à la dose de huit à trente grammes (un quart d'once à une once) pour un verre d'eau ou de lait bouillants.

2° De l'absinthe.

Les fleurs et les feuilles de l'absinthe *infusées* à la dose de quatre grammes (un demi-quart d'once) dans un verre d'eau bouillante, jouissent de propriétés vermifuges non équivoques.

3° Du semen-contra.

Le semen-contra *infusé* à la dose de quatre à huit grammes (un demi-quart à un quart d'once) dans un verre d'eau ou de lait bouillants est un vermifuge très-énergique.

20.

4° De l'ail.

A défaut des vermifuges précédents, il en existe un fort usité et que tout le monde a constamment sous la main, c'est l'ail : on l'emploie en *décoction* à la dose d'une ou deux gousses pour un verre de lait.

ARTICLE II

DES BOUILLONS MÉDICINAUX.

§ **1**. — Définition.

Les bouillons médicinaux sont des boissons qui s'obtiennent par la décoction plus ou moins long-temps prolongée de la chair de certains animaux; ils sont rafraîchissants, adoucissants et légèrement nutritifs : ils sont d'un usage très-fréquent et surtout très-utile dans la plupart des maladies inflammatoires.

§ **2**. — Substances avec lesquelles on prépare les bouillons médicinaux.

Les bouillons médicinaux se font avec le veau, l'agneau, le poulet, le lapin, les colimaçons et les grenouilles.

§ 3. — Manières de préparer ces bouillons.

1º Du bouillon de veau.

Pour faire ce bouillon on met cent vingt-cinq grammes (un quart) de jarret ou de rouelle de veau dans une petite marmite, et l'on verse dessus un litre et demi à deux litres d'eau froide ; on ajoute un peu de sel, une carotte, un ou deux oignons, quelques feuilles de laitue quand on peut en avoir et un peu de cerfeuil : cela fait, on couvre le vase et on laisse bouillir doucement pendant une heure et de-mie ; au bout de ce temps, le bouillon étant fait, on le passe et on le donne tiède, par petites tasses de temps en temps suivant la prescription du mé-decin.

2º Des bouillons d'agneau, de poulet et de lapin.

Ces bouillons se préparent absolument de la même manière que le bouillon de veau ; dans la même quantité d'eau que pour ce dernier on met soit cent vingt-cinq grammes (un quart) d'agneau sans distinction de morceau, soit une moitié de poulet maigre, soit une moitié de lapin de grosseur ordi-naire.

Le bouillon de lapin est très-peu usité dans les villes, mais on en fait un très-fréquent usage dans certaines campagnes, et c'est un excellent bouillon médicinal.

3º Du bouillon de colimaçons.

Quand on veut préparer ce bouillon, il faut d'a-
bord faire dégorger dans l'eau bouillante une dou-
zaine de gros colimaçons de vigne ; ensuite on casse
leurs coquilles pour les en retirer ; on les met dans
un poêlon avec un litre d'eau, on y ajoute une laitue
coupée en quatre, un peu de sel, et on écume le
liquide jusqu'à ce qu'il commence à bouillir : alors
on le laisse cuire tout doucement pendant trois heures
environ, et quand il est à peu près réduit d'un tiers,
on le retire du feu pour le passer à travers un linge.

Ce bouillon doit être donné par petites tasses et
tiède ; quelquefois on y ajoute un peu de gomme et
de sucre candi.

4º Du bouillon de grenouilles.

On mettra dans un demi-litre à un litre d'eau une
carotte, un oignon blanc, une ou deux tranches de
panais, une laitue, un bouquet de cerfeuil, et on
laissera cuire ces légumes : lorsqu'ils seront cuits, on
y ajoutera trois douzaines de cuisses de grenouilles
dépouillées, mais non dégorgées ; quand le liquide
commencera à bouillir, on l'écumera, et, après l'avoir
laissé mijoter pendant une demi-heure, on le retirera du feu pour le passer à travers un linge.

Ce bouillon, comme ceux qui précèdent, sera donné
tiède et par petites tasses à des intervalles plus ou
moins rapprochés, suivant l'ordonnance du médecin.

Remarque. — Il est bien entendu que si l'on ne pouvait pas se procurer une laitue pour la mettre dans celui de ces bouillons qu'on voudrait préparer, **cela** n'empêcherait pas de le faire quand même.

ARTICLE III

DES CATAPLASMES.

§ **1**. — Définition.

Les cataplasmes sont des médicaments mous destinés à être appliqués à l'extérieur du corps, sur la peau ou sur les plaies, et qui sont composés de différentes manières suivant l'effet qu'on veut en obtenir.

§ **2**. — Substances avec lesquelles on prépare les cataplasmes.

Les cataplasmes se préparent avec la farine de lin, la fécule de pomme de terre, la farine d'orge, la farine de seigle, délayées dans différents liquides, ainsi qu'avec les feuilles de certaines plantes.

§ **3**. — Manières de préparer les cataplasmes en général.

Les cataplasmes ayant pour but de produire l'effet d'un bain local longtemps prolongé sur une petite surface, ils ne doivent pas être trop épais; on les fera au contraire d'une consistance (épaisseur) telle, que sans être cependant trop clairs, ils contiennent une quantité de liquide suffisante pour humecter la peau d'une manière convenable.

§ 4. — Manières de préparer les différents cataplasmes en particulier.

1º Du cataplasme de farine de lin.

Pour faire un cataplasme de farine de lin on commence par délayer cette farine dans une quantité d'eau suffisante pour en faire une pâte très-claire; après quoi on la fait cuire sur un feu doux en la remuant avec une cuillère pour qu'elle ne s'attache pas et qu'elle cuise également partout; puis quand le mélange a acquis la consistance d'une bouillie un peu plus épaisse que la bouillie ordinaire, on le retire du feu pour l'employer immédiatement.

2º Des cataplasmes des farines d'orge et de seigle.

Les cataplasmes de farine d'orge et de farine de seigle se préparent absolument de la même manière que le cataplasme de farine de lin, aussi, pour éviter des répétitions inutiles, ne nous y arrêterons-nous pas davantage.

3º Du cataplasme de fécule de pomme de terre.

Quand on veut faire ce cataplasme, on commence par mettre sur le feu un verre d'eau environ; pendant qu'elle chauffe, on délaye bien dans un peu d'eau froide une cuillerée à bouche de fécule, et quand l'eau qui est sur le feu commence à bouillir, on y verse brusquement la fécule qu'on vient de préparer, puis, après avoir fait jeter un ou deux bouillons au mélange en le remuant en rond pendant tout le temps qu'il est sur le feu, on l'en retire pour en faire aussitôt usage.

Remarque. — Quelle que soit la farine qu'on emploie, si l'on veut rendre le cataplasme plus émollient, on la délaye dans de l'eau de guimauve (voir pour cette eau page 242).

Si l'on veut lui donner des propriétés plus calmantes, on fait cuire la farine dans de l'eau de pavot (page 246).

Enfin, s'il est nécessaire que le cataplasme soit un peu résolutif (qu'il fasse résoudre ou disparaître), on le prépare avec une eau de sureau un peu forte (voir page 243).

4° Du cataplasme de feuilles émollientes.

Les feuilles émollientes que l'on emploie pour faire les cataplasmes sont celles de la mauve et de la guimauve; on les fait bouillir dans l'eau ordinaire, jusqu'à ce qu'elles soient bien cuites ; alors on les écrase légèrement, on les fait rapidement égoutter à travers une passoire ou un tamis, et l'on en fait usage avant qu'elles ne soient refroidies.

§ 5. — Manière d'employer les cataplasmes.

Lorsque la substance qu'on emploie est convenablement cuite, on la met sur un linge doux et un peu fin qu'on replie sur elle de manière que le cataplasme soit recouvert des deux côtés, et qu'il ne puisse pas s'écouler par les bords, c'est ce qu'on appelle entre deux linges; avant de le poser on attend qu'il ne soit plus que tiède, car en l'appliquant trop chaud on donne lieu à une irritation toujours pénible ou douloureuse pour le malade et quelquefois même dangereuse en ce qu'elle produit un effet tout contraire à celui qui aurait dû être déterminé.

Quelquefois on ne couvre pas le cataplasme des deux côtés, et l'on se contente de replier le linge sur ses bords pour l'appliquer ainsi à nu sur la peau; mais pour cela il ne faut pas qu'il existe de plaie.

Il n'est pas du tout nécessaire, à moins que cela ne soit prescrit, de renouveler à tout instant les cataplasmes; il est suffisant de les changer deux ou trois fois dans les vingt-quatre heures, et si l'on a le soin de les fixer au moyen d'une serviette, afin qu'ils restent parfaitement en contact avec la peau, ils se conserveront toujours assez chauds pour que les malades ne se plaignent pas qu'ils se refroidissent, comme cela a lieu souvent par suite de l'oubli de cette précaution indispensable.

ARTICLE IV

DES FOMENTATIONS.

§ 1. — Définition.

Les fomentations sont des médicaments liquides et chauds. qu'on applique sur une partie du corps au moyen de flanelles ou de linges ploiés en plusieurs doubles ; elles sont de différentes natures,

§ 2. — Usages des fomentations.

Les fomentations sont destinées à remplacer les cataplasmes soit dans tous les cas où ces derniers fatiguent le malade par leur poids, soit dans les endroits où ils sont d'un emploi incommode.

§ 3. — Des différentes espèces de fomentations.

Suivant l'effet qu'elles produisent, les fomentations ont été désignées sous les divers noms d'émollientes, de calmantes, de fortifiantes, de résolutives et de vermifuges.

§ 4. — Des fomentations émollientes ou adoucissantes.

1° Eau de graine de lin.

Pour faire l'eau de graine de lin, on jette une cuillerée à bouche de cette graine dans un litre d'eau commençant à bouillir, et quand ce mélange a bouilli

21

pendant un quart d'heure à vingt minutes, on le retire du feu pour en imbiber l'étoffe qu'on veut employer.

2° Eau de guimauve.

L'eau de guimauve se fait en jetant dans un litre d'eau commençant à bouillir trente grammes (une once) de racine de guimauve coupée en long par morceaux très-minces ; on la laisse bouillir au moins pendant une demi-heure, après quoi on retire la décoction du feu.

3° Eau des espèces émollientes.

On appelle espèces émollientes la réunion par parties égales des feuilles de la mauve, de la guimauve, du bouillon blanc et du seneçon commun, et ces feuilles s'emploient aussi bien sèches que fraîches : on met une bonne poignée de leur mélange dans un litre d'eau, puis, après les avoir laissées bouillir pendant vingt minutes à une demi-heure, on retire le liquide du feu pour en faire l'usage auquel on le destine.

§ 5. — Des fomentations calmantes.

Les fomentations calmantes s'obtiennent en faisant bouillir pendant une demi-heure une tête de pavot, cassée en petits morceaux, dans un litre d'eau de guimauve ou d'eau de graine de lin.

§ 6. — Des fomentations fortifiantes.

Les fomentations fortifiantes se préparent avec
un mélange en quantités égales de sauge, de lavande,
de thym, de mélisse et de romarin : une poignée de
ces plantes, ainsi mêlées, étant mise dans un litre
d'eau, on les fait bouillir pendant un quart d'heure,
après lequel on les retire du vase avec une écumoire
pour les mettre dans un linge qu'on tord fortement
afin d'exprimer tout le liquide qu'elles contiennent
et qu'on mêle avec la décoction qui vient d'être
faite.

§ 7. — Des fomentations résolutives (qui font disparaître).

Les fomentations résolutives les plus employées
sont celles qui se préparent avec les fleurs de sureau,
et qu'on obtient en faisant bouillir pendant un quart
d'heure une poignée de ces fleurs dans un litre d'eau
ordinaire.

§ 8. — Des fomentations vermifuges.

Les fomentations vermifuges qui ajoutent assez
puissamment leur action à celle des médicaments
donnés à l'intérieur contre les vers, se préparent avec
les feuilles et les fleurs sèches de tanaisie, les fleurs
de camomille, l'absinthe et l'armoise, mêlées en
quantités égales ; on fait bouillir, pendant un quart
d'heure à vingt minutes, une poignée de ces sub-

stances dans un litre d'eau, après quoi on les presse
fortement entre les mains pour en exprimer tout
le liquide qu'elles contiennent et que l'on mêle ensuite avec leur décoction.

§ **9.** — Manière d'employer les fomentations.

Lorsqu'on veut employer la fomentation qu'on
vient de préparer, on commence par y tremper
l'étoffe qu'on a destinée à cet usage, et quand elle en
est bien imbibée, on la presse légèrement pour que
le trop de liquide qu'elle pourrait contenir ne
s'écoule pas dans le lit ou sur les parties du corps
qu'il ne doit pas toucher.

Les fomentations doivent être appliquées sur la
peau un peu plus chaudes que les cataplasmes et
doivent être plus souvent renouvelées qu'eux parce
qu'elles se refroidissent plus facilement et plus vite :
il faut aussi toujours les couvrir avec un morceau de
taffetas gommé, ou une étoffe un peu épaisse pour
éviter qu'elles ne mouillent la chemise ou les draps
du malade, et on les maintiendra en place au moyen
d'une serviette pliée en long, dont les deux bouts
croisés l'un sur l'autre seront attachés ensemble par
deux ou trois épingles.

ARTICLE V

DES LAVEMENTS.

§ 1. — Définition.

Les lavements sont des liquides qu'on pousse dans le gros intestin, par l'anus, au moyen d'une seringue dont l'extrémité (le bout) du canon est introduite dans cette ouverture, et leur composition varie suivant l'effet qu'on veut en obtenir.

§ 2. — Des règles générales relatives à l'administration de tous les lavements.

Les lavements doivent être tièdes, ils seront toujours administrés avant ou au moins deux heures après le repas à moins d'ordonnance contraire, et jamais on n'en donnera plusieurs coup sur coup comme beaucoup de personnes croient utile de le faire lorsque le premier n'a pas produit d'effet, cette manière d'agir pouvant occasionner de graves accidents.

§ 3. — Des lavements émollients (adoucissants).

Les lavements émollients se font avec les eaux de guimauve, de graine de lin et des espèces émollientes dont nous avons indiqué les préparations dans l'article précédent (pages 241 et 242) ; il ne nous reste donc à parler ici que de la manière de préparer les lavements de son et de poireau qui sont également émollients.

1° Lavement de son.

Pour préparer ce lavement on fait bouillir une bonne poignée de son dans un demi-litre d'eau pendant un quart d'heure environ, après quoi on passe la décoction à travers un linge qu'on tord pour bien exprimer tout le liquide que le son peut contenir.

2° Lavement de poireau.

Ce lavement se prépare en faisant bouillir dans un demi-litre d'eau trois ou quatre blancs de poireaux coupés par morceaux : quand ils sont cuits, on passe leur eau à travers un linge dans lequel on les presse fortement eux-mêmes pour en exprimer tout le jus.

Remarque. — Pour la manière d'administrer ces lavements, voir plus loin (page 247, § 5).

§ **4.** — Des lavements calmants.

1° Lavement d e pavot.

On partage en deux une tête de pavot, dont on jette soigneusement la graine ; on casse en petits morceaux la moitié de ce pavot s'il est petit, et le quart seulement s'il est gros, on met tous ces morceaux dans un demi-litre d'eau chaude et, après les avoir laissés bouillir pendant dix minutes, on passe la décoction à travers un linge.

2° Lavement de laitue cultivée.

Une laitue cultivée de moyenne grosseur étant mise dans un demi-litre d'eau chaude, on la fait bouillir pendant un quart d'heure et l'on passe sa décoction à travers un linge.

§ 5. — Manière d'administrer les lavements émollients et calmants.

Indépendamment des règles relatives à l'administration des lavements en général, les lavements émollients et calmants en ont encore qui leur sont particulières sous le rapport de leur emploi : ayant pour but d'apporter un adoucissement dans l'état de l'intestin enflammé ou irrité, sur lequel ils agissent à la façon d'une fomentation intérieure, ils doivent être gardés le plus longtemps possible ; pour cela on n'en donnera que le quart ou la moitié de la seringue en une fois (quart de lavement ou demi-lavement), et l'on pourra renouveler cette administration deux ou trois fois par jour.

§ 6. — Des lavements stimulants (excitants).

Lavement de camomille.

Le lavement stimulant le plus généralement usité est celui de camomille ; nous ne parlerons ici que

de lui : il se prépare en faisant bouillir une tren-
taine de têtes de camomille dans un demi-litre d'eau
qu'on passe ensuite à travers un linge avant de s'en
servir.

§ 7. — Des lavements laxatifs (relâchants).

1° Lavement au miel commun.

Ce lavement se prépare en faisant dissoudre trente
grammes (une once) de miel commun dans un demi-
litre d'eau bouillante.

2° Lavement au miel de mercuriale.

Il se fait en mêlant soixante grammes (deux onces)
de miel de mercuriale avec un demi-litre d'eau
chaude.

3° Lavement au savon.

On râpe gros comme une noix ou un petit œuf de
savon, et on le fait dissoudre dans un demi-litre
d'eau bouillante.

4° Lavement au beurre frais.

On fait fondre soixante-deux grammes (un demi-
quart environ) de beurre frais dans un demi-litre
d'eau bouillante.

5° Lavement au sel de cuisine.

On fait dissoudre, pour les enfants, une cuillerée

à café de sel gris dans un demi-litre d'eau de guimauve (page 242) et l'on passe à travers un linge.

§ 8. — Des lavements astringents (qui resserrent).

1° Lavement de riz.

On met dans un demi-litre d'eau deux cuillerées à bouche de riz qu'on fait bouillir jusqu'à ce qu'il soit crevé, et on laisse reposer ensuite pendant quelques instants la décoction avant de l'employer.

2° Lavement d'amidon.

On délaye quinze grammes (une demi-once) d'amidon dans deux cent cinquante grammes (un quart de litre) d'eau froide ; on fait chauffer deux cent cinquante autres grammes d'eau, et lorsqu'elle bout, on la verse petit à petit sur le mélange d'eau froide et d'amidon qu'on vient de préparer, en ayant le soin de remuer en même temps ce dernier avec une cuillère pour que le délayement de l'amidon soit parfait.

Lorsqu'il s'agit de combattre une diarrhée un peu forte, au lieu de délayer l'amidon dans de l'eau ordinaire, il est quelquefois utile de le délayer dans les lavements de pavot (page 246) ou de riz en se conduisant du reste comme nous venons de le dire ci-dessus.

3° Lavement aux pepins de coing.

Le lavement aux pepins de coings se prépare en faisant bouillir pendant vingt à trente minutes une cuillerée à bouche de ces pepins dans un litre d'eau.

ARTICLE VI

DES SINAPISMES.

§ **1**. — Définition.

Les sinapismes sont des médicaments mous dont l'effet est de produire une vive irritation sur la peau, et par conséquent d'attirer le sang vers l'endroit où ils sont appliqués.

§ **2**. — Manière de préparer les sinapismes.

On les prépare avec de la farine de moutarde qu'on délaye dans l'eau chaude, mais qu'on ne fait pas cuire comme les cataplasmes, parce que ses principes actifs (sa force) seraient en partie enlevés par l'évaporation : lorsqu'on veut les rendre plus forts pour en obtenir une action plus prompte et plus énergique, on y ajoute du vinaigre ou de l'ail pilé.

§ **3**. — Manière d'employer les sinapismes.

Quand la farine de moutarde est bien délayée, on l'étale sur un linge dont on la recouvre entièrement, (sinapisme entre deux linges), ou qu'on replie seulement sur ses bords de manière à laisser son milieu à découvert (sinapisme à nu), et on l'applique aussitôt après sur la partie qu'on a l'intention d'irriter en l'y maintenant en place au moyen d'un mouchoir ou d'une serviette.

§ 4. — Précautions que réclame l'emploi des sinapismes.

Les sinapismes une fois posés, il faut en surveiller
l'action : de temps en temps on les soulève pour voir
si la peau rougit ; lorsqu'elle a pris une couleur rose
un peu foncée, ce qui a lieu ordinairement au bout
de quinze à vingt minutes, quelquefois aussi plus tôt
ou plus tard suivant la sensibilité de la peau, on les
retire et l'on essuie avec soin la place où ils étaient
posés pour qu'il n'en reste aucune parcelle.

§ 5. — Danger de l'action trop prolongée des sinapismes.

Il est de la plus grande importance de bien observer les effets de la moutarde et de l'enlever aussitôt
qu'elle a produit la coloration rose que nous venons
d'indiquer ; car si l'on négligeait cette précaution,
le sinapisme pourrait déterminer la formation d'une
ampoule (cloche) et attaquer même la peau dans toute
son épaisseur en occasionnant au malade des douleurs intolérables.

§ 6. — Des cataplasmes sinapisés.

Les cataplasmes sinapisés sont des cataplasmes de
farine de lin entre deux linges et saupoudrés, d'un
côté, de farine de moutarde en faible quantité : quoiqu'agissant avec plus de lenteur que les sinapismes,
ils conduisent cependant au même résultat et n'ont
pas l'inconvénient de réagir d'une manière fâcheuse

sur le système nerveux ; par conséquent chez les enfants, qui ont tous la peau d'une finesse et d'une sensibilité *extrêmes*, on emploiera de préférence les cataplasmes sinapisés.

ARTICLE VII

DES VÉSICATOIRES.

§ **1**. — Définition.

Le vésicatoire est un emplâtre qui, étant appliqué sur la peau, y détermine la formation d'une ampoule (cloche).

Quand le vésicatoire doit être entretenu, c'est-à-dire, quand on doit le faire suppurer pendant longtemps, on l'appelle *vésicatoire à demeure*.

Quand au contraire on doit le faire sécher aussitôt après que l'ampoule est formée, on le nomme *vésicatoire volant*.

§ **2**. — Manière de poser les vésicatoires.

Avant d'appliquer le vésicatoire, on commence par le chauffer légèrement pour qu'il colle mieux et plus vite sur la peau, puis, après l'avoir placé à l'endroit indiqué, on le couvre avec une compresse un peu épaisse, et pour que rien ne se dérange, on le fixe avec une bande ou une serviette suivant le lieu où il a été posé.

§ **3.** — Manière de panser les vésicatoires.

Quand il y a douze, dix-huit, ou vingt-quatre
heures que le vésicatoire est posé, on doit s'assurer
s'il a pris : pour cela on soulève un peu l'un de ses
bords ; s'il n'y a pas encore d'ampoule (cloche) on
recolle la partie qu'on vient de soulever, et si l'ampoule est bien formée on enlève l'emplâtre en le dé-
collant doucement et avec précaution.

1° Pansement du vésicatoire à demeure.

La cloche étant mise à découvert, on la perce et
on en enlève toute la peau pour mettre à nu la surface qui doit suppurer, puis on applique sur elle, pour
le premier jour, de la poirée enduite d'une légère
couche de beurre frais ; le lendemain on ajoute au
beurre un peu de pommade épispastique (à vésicatoire) verte ou jaune, le surlendemain on mêle le
beurre et la pommade par moitiés égales, et le quatrième jour on fait le pansement avec du papier épispastique n° 1 que l'on remplace plus tard lui-même
par le n° 2 si la suppuration paraît languir.

Il ne faut pas dans le commencement, il ne faut
même jamais exciter trop vivement un vésicatoire ;
car en l'excitant trop on peut y déterminer une inflammation plus ou moins forte à la suite de laquelle
la suppuration diminue, et qui souvent donne lieu à
la formation d'une peau épaisse, très-difficile à détacher, s'étendant rapidement partout et empê-
chant alors tout écoulement de pus (d'humeur).

Quand on s'aperçoit que la surface du vésicatoire est d'un rouge plus vif que de coutume, ou qu'il s'en écoule un peu de sang, il faut la bassiner plusieurs fois par jour avec une forte eau de guimauve et étendre une légère couche de beurre sur le papier épispastique si l'on se sert du n° 1, ou prendre ce dernier numéro si l'on emploie pour le moment le n° 2 ou le n° 3 : il est bon encore quand l'inflammation est très-vive d'appliquer un cataplasme de farine de lin entre deux linges par dessus le papier épispastique, et quelquefois aussi de supprimer complétement ce dernier pendant trente-six ou quarante-huit heures, pour poser le cataplasme, toujours entre deux linges, sur la plaie elle-même.

Il nous reste encore une recommandation à faire, c'est celle de veiller avec soin à ce que le papier épispastique ne se dérange pas, parce que son déplacement donne au vésicatoire une étendue plus grande que celle qu'il doit avoir, ce qui le rend très-gênant en même temps que très-douloureux. On couvrira donc le papier d'une compresse un peu épaisse, plus large que lui de deux travers de doigts dans tous les sens, et le tout sera maintenu par une bande un peu étroite, assez longue pour faire plusieurs tours et modérément serrée.

Enfin, le vésicatoire à demeure se panse tous les matins, et quand la suppuration est abondante, il faut le laver légèrement avec de l'eau tiède à chaque pansement.

2° Pansement du vésicatoire volant.

Pour le vésicatoire volant on n'enlève pas la peau de l'ampoule ; après l'avoir percée comme on l'a fait dans le cas précédent, on la comprime avec un linge doux pour en faire sortir tout le liquide qui s'y trouve contenu, et on fait le pansement avec de la poirée ou du papier brouillard sur lesquels on étend une couche de beurre frais ou de cérat blanc ; avec ces seuls moyens le vésicatoire est sec au bout de six à huit jours au plus.

ARTICLE VIII

DES BAINS DE PIEDS.

§ 1. — Définition.

Les bains de pieds, ainsi que leur nom l'indique, sont des liquides dans lesquels on plonge les pieds jusqu'au-dessus des chevilles et qui ont pour but de rappeler le sang aux extrémités inférieures, lorsqu'il s'est porté, ou qu'il tend à se porter vers la tête et les organes situés à la partie supérieure du corps.

§ 2. — Des différentes espèces de bains de pieds.

Les bains de pieds se prennent soit à l'eau chaude seule, soit à l'eau chaude dans laquelle on met du

vinaigre, une poignée de sel de cuisine, deux ou
trois poignées de cendre, ou de la farine de moutarde à la dose de soixante à cent vingt-cinq grammes (un demi quart à un quart) *pour les enfants ;*
ces derniers pédiluves se nomment *bains des pieds
sinapisés.*

§ **3.** — Manière de faire prendre les bains de pieds.

Qeulque soit la composition du bain de pieds, il
ne doit jamais être trop chaud quand on y entre ;
car lorsqu'en commençant sa chaleur est trop
élevée la violente douleur qu'il cause peut produire
les plus funestes effets en faisant brusquement re-
fluer le sang vers la poitrine et surtout vers la tête :
l'eau du bain de pieds ne sera donc au commencement que tiède, et ce n'est que petit à petit qu'avec
de l'eau chaude on en élèvera la température jusqu'au
plus haut degré que le malade puisse supporter.

Les pieds y étant plongés jusqu'au-dessus des
chevilles, on les y laissera pendant huit à dix minutes, en recouvrant les jambes d'une petite couverture, et lorsqu'on les en retirera avec *un brode-
quin rouge,* comme on le dit ordinairement, on les
essuiera bien, pour les sécher et on les enveloppera
dans une étoffe de laine pour *qu'il ne se réfroidis-
sent qu'avec lenteur et presqu'insensiblement.*

En observant avec soin ces règle bien simples, on
peut être certain que le bain de pieds produira tou-
jours un effet convenable.

ARTICLE IX

DE L'APPLICATION DES SANGSUES.

§ 1. — Du choix des sangsues.

Toutes les sangsues n'ont pas une vigueur et une activité égales; aussi faut-il les choisir avec soin, et noter que celles qui sont d'une moyenne grosseur et qui s'effilent longuement sont beaucoup meilleures que celles qui sont très-petites ou très-grosses.

§ 2. — De la manière de poser les sangsues.

Lorsqu'on veut poser les sangsues il faut d'abord avoir le soin de bien laver avec de l'eau tiède l'endroit où l'on doit les mettre, dans la crainte que quelqu'odeur désagréable ne les empêche de mordre, surtout lorsqu'on a employé avant, en frictions, un corps gras ou d'une forte saveur (goût) ; on enduit ensuite le même endroit d'eau sucrée ou de lait et après avoir un peu séché dans un linge doux ceux de ces animaux qu'on est sur le point d'employer, on les place dans un petit verre ou mieux encore dans une pomme creusée en forme de godet, parce que le jus de cette dernière, en les irritant par son acidité, les met dans une sorte de fureur favorable au succès de l'opération.

L'ouverture du vase ou de la pomme étant appliquée sur la peau on attendra paisiblement que les sangsues prennent ; il ne faut pas se décourager dans cette petite manœuvre, car quelquefois elles sont très-longtemps à se décider à mordre, et la plupart du temps elles le feraient toutes, si l'on avait la patience d'attendre le temps nécessaire pour que cela ait lieu.

§ **3.** — De la manière de faire saigner les piqûres des sangsues.

Lorsque les sangsues se sont attachées il faut les laisser en place jusqu'à ce qu'elles se détachent d'elles-mêmes, et à mesure qu'elles tombent, il ne faut pas négliger d'éponger les piqûres qu'elles on faites, pour éviter que ces piqûres ne soient bouchées par la coagulation (les caillots) du sang qui s'en écoule : aussitôt qu'elles sont toutes tombées, on lave soigneusement avec de l'eau tiède les points qu'elles avaient saisis, et l'on applique sur ceux-ci un cataplasme de farine de lin entre deux linges : ce cataplasme sera renouvelé de demi-heure en demi-heure pendant tout le temps qu'on aura ordonné de faire couler le sang, et chaque fois qu'on en enlèvera un on ne posera pas l'autre sans avoir recommencé le lavage à l'eau tiède que nous avons conseillé avant l'application du premier. On est certain, par cette méthode, de toujours obtenir une saignée aussi copieuse et aussi longuement prolongée que cela sera nécessaire.

§ 4. — Manière d'arrêter le sang qui s'écoule par les piqûres des sangsues.

Quand le sang aura coulé le temps prescrit par le médecin et qu'on voudra l'arrêter, on cessera de mettre des cataplasmes, et après avoir bien enlevé tous les caillots, on posera sur chaque piqûre un petit morceau d'amadou de la grandeur d'une pièce de vingt sous, ce qui cause moins de tiraillements et de gène qu'un seul grand morceau recouvrant toutes les piqûres ensemble ; si un seul petit morceau ne suffit pas pour empêcher l'écoulement du sang, on en posera un second de la même grandeur par dessus le premier, sans déranger celui-ci, au besoin même on en mettra un troisième, et on les pressera pendant quelques instants avec un doigt pour qu'ils se collent ensemble de manière à bien boucher l'ouverture faite à la peau : On pourra encore employer pour le même usage des toiles d'araignées, du papier ou du linge brûlés, et faute d'autres moyens du tabac à priser. Les piqûres une fois bien bouchées, on couvrira d'un linge doux la partie qui en est le siége, et on aura le soin de s'assurer de temps en temps si quelqu'une d'entr'elles ne s'est pas rouverte.

Remarque importante.

Nous ne terminerons pas cet article, sans relever l'opinion généralement accréditée que les sangsues attirent le sang vers le point où on les applique.

Si l'on ordonne, en effet, cette application derrière les oreilles ou au cou, par exemple, *ne craignez-vous pas, qu'elles fassent remonter le sang?* demande-t-on tout de suite, et de plus lorsque le malade est emporté par la maladie qui a nécessité cette application, n'entend-t-on pas à tout instant attribuer la mort à cette application elle-même? C'est là une opinion blessante pour le médecin et affligeante pour la famille qui croit devoir se reprocher d'avoir trop fidèlement exécuté l'ordonnance qui lui a été faite. Qu'on se désabuse donc ; les sangsues qu'on pose en nombre convenable et qu'on fait saigner aussi d'une manière convenable, dégorgent la partie malade, bien loin qu'elles sont d'y déterminer un engorgement ; si quelquefois cet accident s'est par hasard rencontré, il faut en attribuer la cause à ce qu'on n'a pas su ou qu'on n'a pas voulu se conformer à la prescription médicale, et qu'on a mieux aimé suivre les funestes conseils d'une commère bien ignorante que ceux de l'homme instruit qui apporte dans l'exercice de sa profession une expérience et un dévouement dans lesquels il devrait toujours trouver un abri contre toute accusation malveillante ou seulement injuste !

FIN.

TABLE ANALYTIQUE DES MATIÈRES.

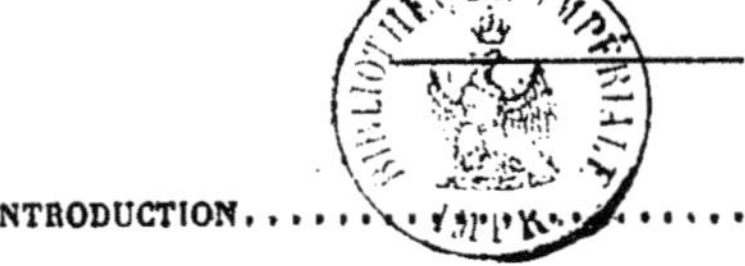

CHAPITRE II.

DES MALADIES LES PLUS FRÉQUENTES DES ENFANTS.

CHAPITRE III.

PETIT FORMULAIRE MATERNEL.

FIN DE LA TABLE ANALYTIQUE.

TABLE ALPHABÉTIQUE DES MATIÈRES.

FIN DE LA TABLE ALPHABÉTIQUE.

Corbeil, typog. et stéréot. de CRÉTÉ.